Pharmakognostischer Atlas.

Mikroskopische Darstellung und Beschreibung

der

in Pulverform gebräuchlichen Drogen.

Von

Dr. J. Moeller,

ord. Professor der Pharmakologie und Pharmakognosie
an der Universität Innsbruck.

Mit 110 Tafeln in Lichtdruck nach Zeichnungen des Verfassers.

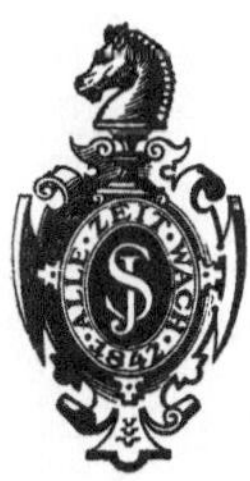

Springer-Verlag Berlin Heidelberg GmbH

1892.

ISBN 978-3-642-51772-3   ISBN 978-3-642-51812-6 (eBook)
DOI 10.1007/978-3-642-51812-6

Softcover reprint of the hardcover 1st edition 1892

MEINEM VEREHRTEN LEHRER

PROF. Dr. AUG. VOGL

IN DANKBARKEIT GEWIDMET.

VORWORT.

Die 1890 in Oesterreich eingeführte Pharmaceutische Studienordnung schreibt für das Sommer-Semester des zweiten Studienjahres ein obligates Colleg über mikroskopische Pharmakognosie vor. Den Studenten ein Lehrmittel zu bieten, das ihnen bei den mikroskopischen Uebungen die Orientirung erleichtert und beim Studiren die gesehenen Bilder in der Erinnerung auffrischt, ist der erste Zweck des vorliegenden Buches. Es bildet eine Ergänzung für jedes Lehrbuch der Pharmakognosie, auch für die mit Abbildungen ausgestatteten. Kein Lehrbuch ist so figurenreich, keines namentlich enthält so viele mikroskopische Bilder, dass es dem Bedürfniss vollkommen entspräche.

Auch für den Apotheker ist der Atlas bestimmt. Der Apotheker ist für seine Waare verantwortlich. Er ist verpflichtet, zu prüfen, ob sie den Anforderungen der Pharmakopöe entspricht. Das geht bei unzerkleinerten Drogen leidlich, bei geschnittenen schon mitunter sehr schwierig und unsicher, bei gepulverten gar nicht mit unbewaffnetem Auge. Nun ist es aber allgemein üblich, geschnittene und gepulverte Drogen nicht im Laboratorium herzustellen, sondern zu kaufen. Wer diese zerkleinerten Drogen nicht zu untersuchen versteht, kann seiner gesetzlichen Verpflichtung nicht nachkommen. Er ist vollständig in die Hand seines Lieferanten gegeben, und das ist um so schlimmer, als der Drogist wieder auf die Gewissenhaftigkeit und Ehrlichkeit der Pulverisiranstalten angewiesen zu sein pflegt. Für die Echtheit und Reinheit eines Pflanzenpulvers kann nur Derjenige einstehen, der es entweder selbst gemahlen oder mikroskopisch geprüft hat.

Mit Rücksicht auf diesen praktischen Zweck habe ich neben den Durchschnittsbildern auch die Flächenansichten dargestellt, wie sie in den feinen Pulvern ohne umständliche Präparation zumeist erscheinen. Im Texte habe ich ausserdem hervorgehoben, welche Bestandtheile des Pulvers durch ihre Menge oder durch Gestalt und Farbe besonders auffallen und welche charakteristisch sind. Die Beschreibungen sind kurz, gleichsam auf das mikroskopische Präparat hinweisend. Sie sind allgemein verständlich und erörtern Einzelheiten nur dann, wenn sie diagnostisch bedeutsam sind.

Der praktische Gesichtspunkt war auch für die Auswahl der darzustellenden Drogen massgebend. Die mikroskopische Untersuchungsmethode eignet sich für organisirte Drogen und unter diesen besonders für diejenigen, welche in zerkleinertem Zustande auch mit Hilfe der Lupe nicht sicher zu erkennen sind.

Auf anatomische Genauigkeit, verbunden mit möglichst naturgetreuer Darstellung der Gewebe, Zellformen und geformten Inhaltsstoffe wurde die grösste Sorgfalt verwendet. Dem sachkundigen Beschauer sollen die Zeichnungen auch die nicht definirbaren Eigenthümlichkeiten des mikroskopischen Bildes zeigen. Die ungeformten Inhaltsstoffe wurden entweder angedeutet oder ganz fortgelassen. Mikrochemische Reactionen habe ich nur dann angeführt, wenn sie einfach, zuverlässig und für die Diagnose werthvoll sind.

Da vielfach die Grössenverhältnisse ebenso wichtig sind wie die Formen, sind sämmtliche Figuren bei derselben, u. z. bei 250facher Vergrösserung dargestellt.

Die mikroskopische Pharmakognosie hat für die Drogen dieselbe Bedeutung und Aufgabe wie die chemischen Reactionen für die Chemikalien: die Identität und Reinheit der Arzneistoffe sicher zu stellen. Dieser Atlas wird, hoffe ich, dem Ziele näher führen.

Innsbruck, März 1892.

J. Moeller.

Inhaltsverzeichniss.

AMYLUM TRITICI.

AMYLUM MARANTAE.

Amylum Tritici

(Ph. Austr. VII. & Germ. III.).

Weizenstärke.

Grosskörner linsenförmig oder (auf der Kante stehend) spindelförmig mit centralem Kern und selten deutlicher concentrischer Schichtung. Daneben viele kleine, kugelige oder zu wenigen zusammengesetzte Körner.

Amylum Marantae

(Ph. Austr. VII.).

Marantastärke, Westindisches Arrowroot.

Das echte Arrowroot von Maranta-Arten, im Handel gegenwärtig zumeist als St. Vincent oder Port Natal bezeichnet, besteht nur aus einfachen Grosskörnern von ei- bis keulenförmiger Gestalt. Der Kern liegt central oder excentrisch meist am stumpfen Ende, an dessen Stelle oft eine Querspalte. Schichtung sehr zart, aber deutlich.

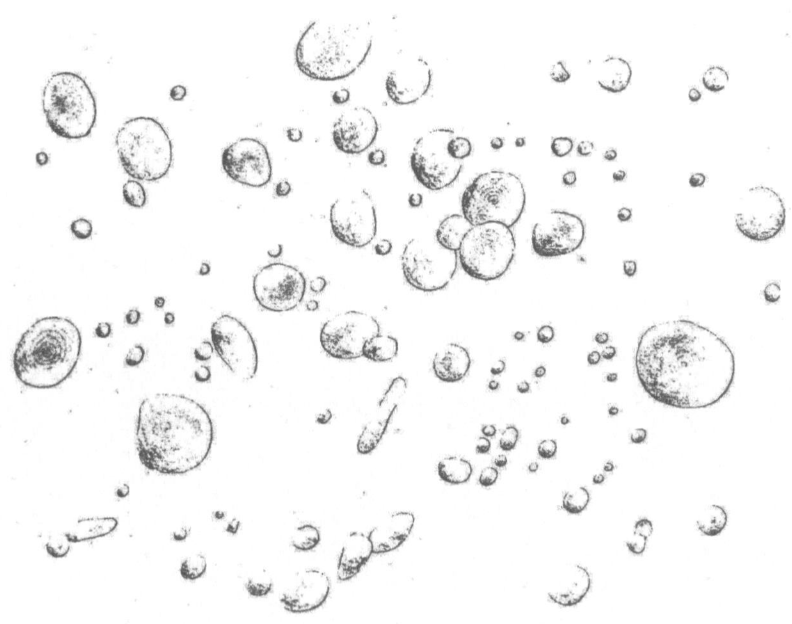

Amylum Tritici.

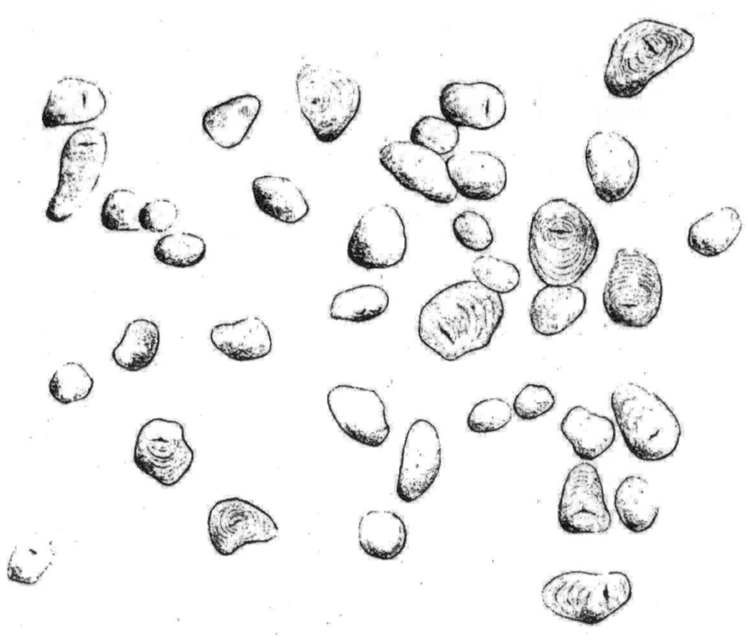

Amylum Marantae.

AMYLUM MAIDIS.

AMYLUM ORYZAE.

Amylum Maïdis.

Maisstärke.

Mittelgrosse, rundliche oder durch gegenseitigen Druck mehr oder weniger scharfkantig polygonale Körner ohne erkennbare Schichtung, oft mit dreistrahliger Kernspalte.

Amylum Oryzae.

Reisstärke.

Sehr kleine, fast durchweg scharfkantig polygonale (krystallähnliche) Körner, mit oder ohne Kernhöhle. Sie sind die Bruchstücke der zusammengesetzten Körner, die mitunter als eiförmige Körper sich noch vorfinden.

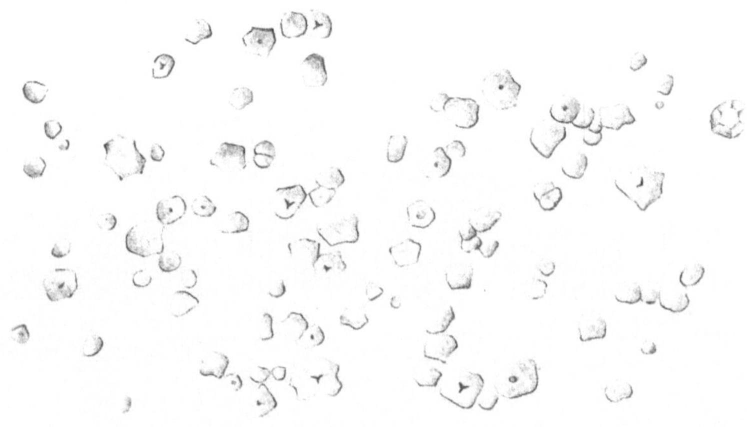

Amylum Maïdis.

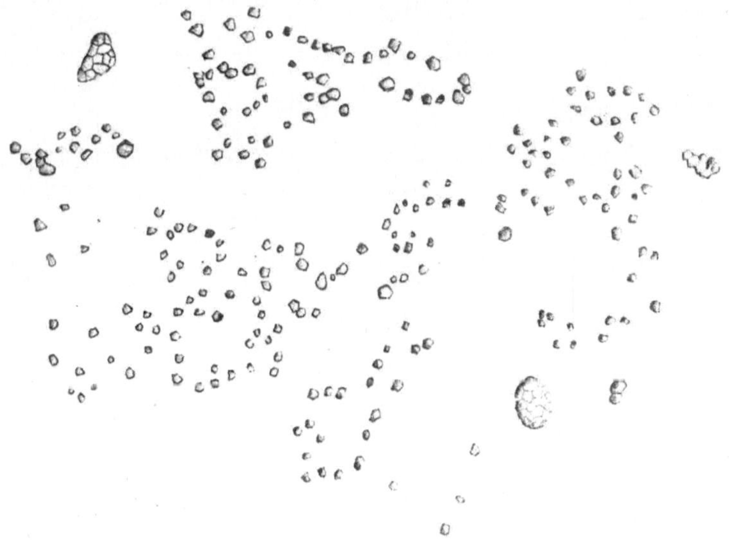

Amylum Oryzae.

AMYLUM PHASEOLI.

AMYLUM SOLANI.

Amylum Phaseoli.

Bohnenstärke.

Als Typus der Leguminosenstärke. Besteht fast nur aus Grosskörnern von rundlicher bis nierenförmiger Gestalt, trocken oder in Glycerin ohne Spalt, bei Zutritt von Wasser sich in der Mitte der Länge nach zerklüftend und am Rande oft deutliche Schichtung zeigend.

Amylum Solani.

Kartoffelstärke.

Kleine bis sehr grosse Körner in allen Zwischenstufen, vereinzelt auch zusammengesetzte Körner. Die Form ist mannigfach, typisch jedoch die Muschelform mit excentrisch im spitzen Ende liegenden Kern. Die Schichtung ist an den meisten Körnern deutlich, auch an den kleinen bei sorgfältiger Einstellung sichtbar.

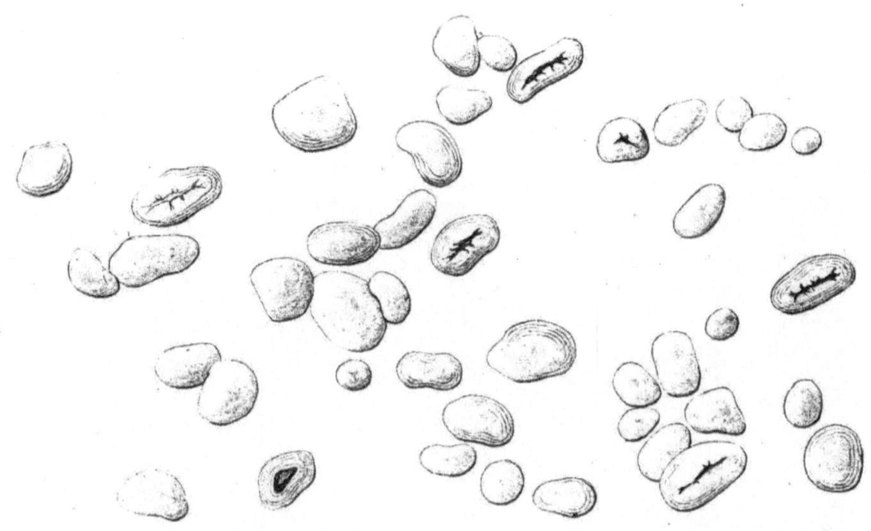

Amylum Phaseoli.

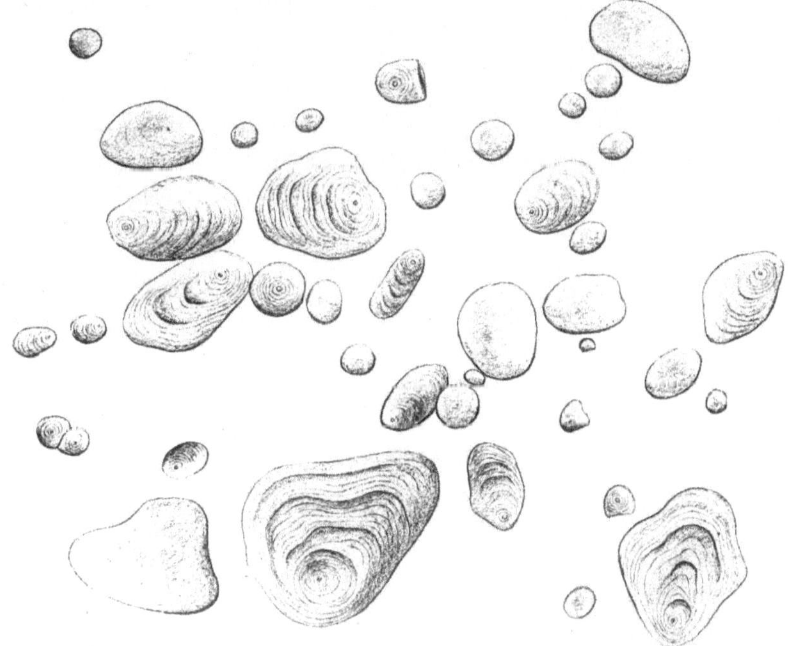

Amylum Solani.

AMYLUM CURCUMAE.

AMYLUM SAGI.

Amylum Curcumae.

Curcumastärke, Ostindisches Arrowroot, Tikmehl.

Grosse und flache, oft auf der Kante stehende Körner von eiförmigem Umriss. Der Kern liegt im schmalen, oft zu einer stumpfen Spitze ausgezogenen Ende. Die Schichtung ist zart und dicht.

Amylum Sagi.

Sago, Palmenstärke.

Besteht aus grossen und kleinen Körnern, doch sind die letzteren z. Th. nur die Schaltstücke der zusammengesetzten Grosskörner, an denen die Absprungfläche deutlich erkennbar ist. Kern oder Kernhöhle liegt excentrisch, meist im stumpfen Ende; die Schichtung ist in den meisten Körnern sehr deutlich. Die Sagostärke ist oft mit Krystallen und Gewebsresten verunreinigt. Im »Perlsago« ist die Mehrzahl der Stärkekörner verkleistert.

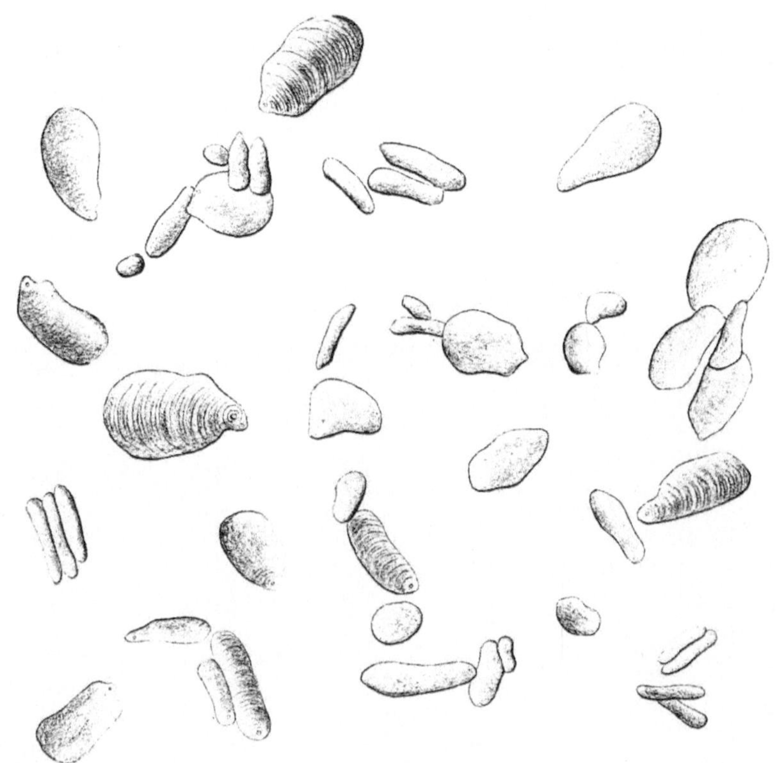

Amylum Curcumae.

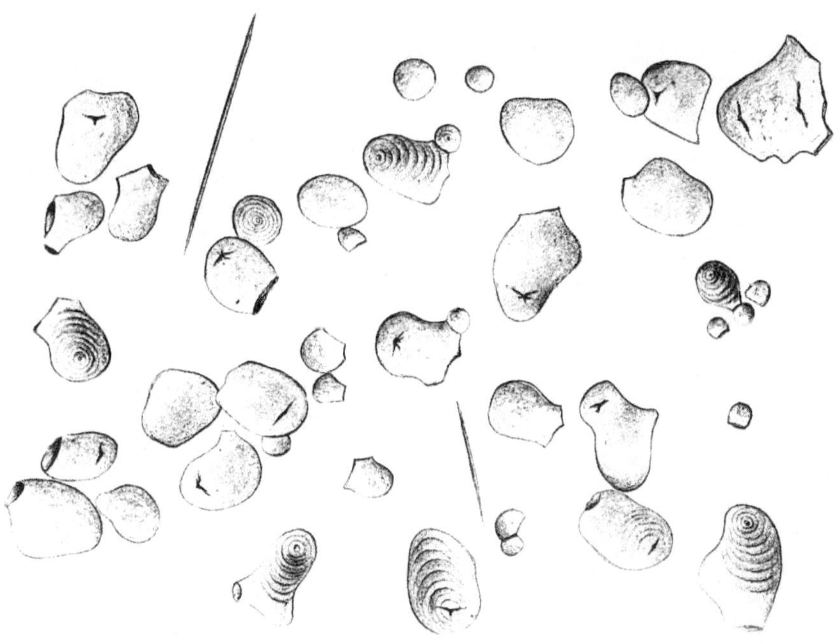

Amylum Sago.

AMYLUM BATATAS.

AMYLUM MANIHOT.

Amylum Batatas.

Batatenstärke.

Besteht aus den Bruchkörnern der meist zu 2 oder 3 zusammengesetzten Körner. Auch die scheinbar einfachen, kugeligen Körner sind
Bruchkörner, die auf der Verbindungsfläche stehen. Sie sind klein oder
mittelgross, gerundet kegelförmig mit zarter Schichtung um die centrale
Kernhöhle.

Amylum Manihot.

Manihotstärke, Brasilianisches Arrowroot, Cassava.

Ist der Batatenstärke sehr ähnlich, die Bruchkörner sind jedoch
zumeist etwas kleiner und weniger hoch. Auch sind polyedrische Formen
(hoch zusammengesetzte Körner) selten oder fehlen ganz. An vielen Körnern erweitert sich die Kernhöhle gegen die Basalfläche zu.

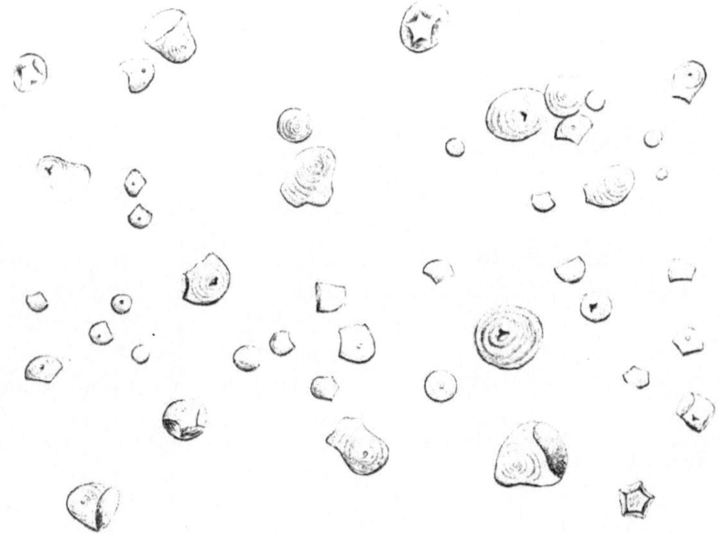

Amylum Batatas.

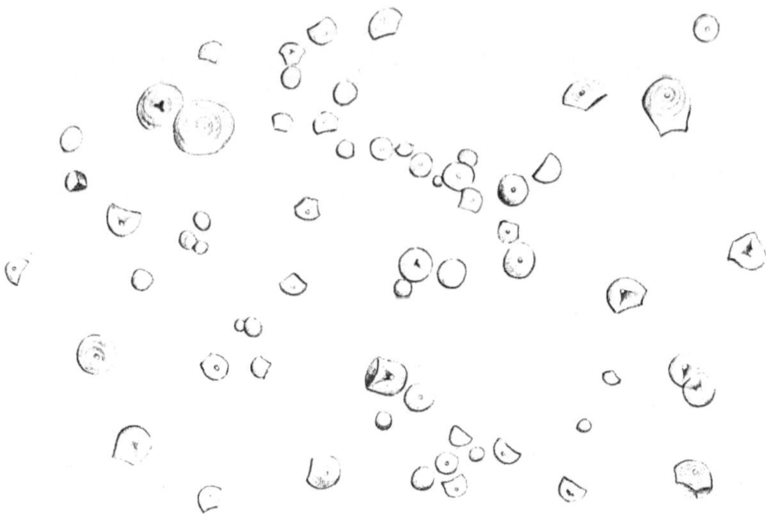

Amylum Manihot.

AMYLUM CANNAE.

Amylum Cannae.

Cannastärke, Australisches Arrowroot, Tous les mois.

Besitzt die grössten Körner, vereinzelt auch kleine. Die typischen Formen sind breit muschelförmig, abgestutzt oder ausgerandet, mit deutlichen Schichtensystemen. Kern sehr excentrisch, meist am breiten Ende.

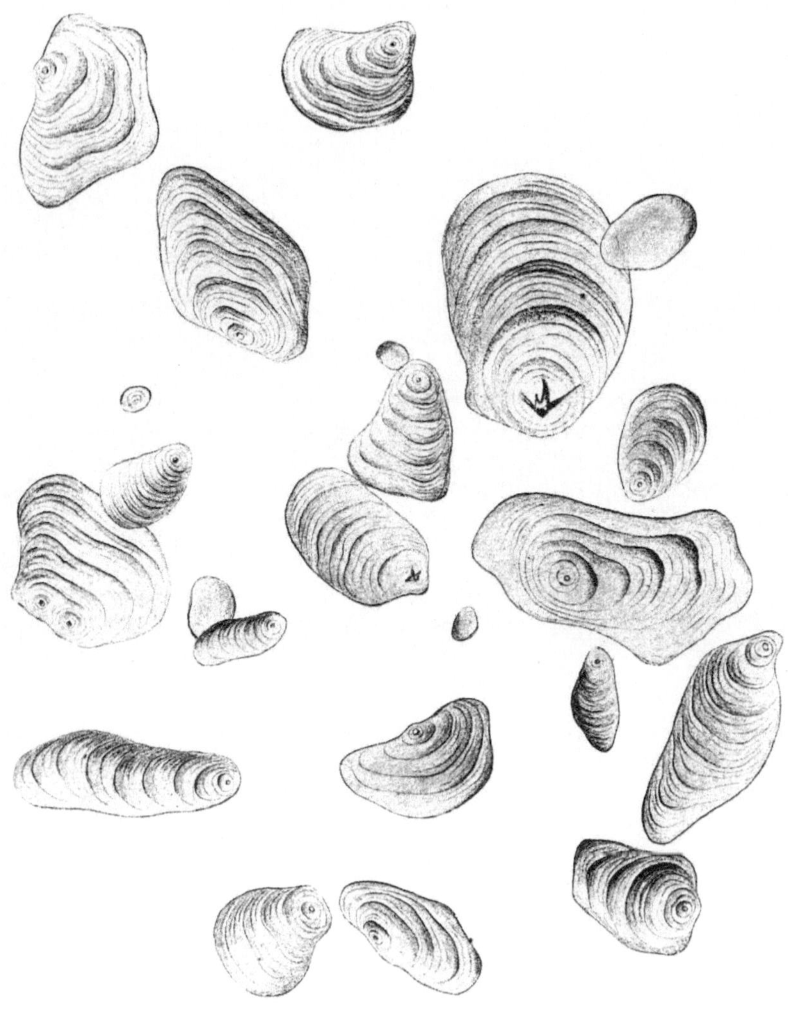

Amylum Cannae.

AMYLUM DIOSCOREAE.

AMYLUM MUSAE.

Amylum Dioscoreae.

Yamstärke.

Fast ausschliesslich Grosskörner von eiförmiger Gestalt, von denen nur einzelne Schichtung erkennen lassen. Kern excentrisch, im spitzen oder stumpfen Ende. Regelmässig finden sich einzelne Krystallnadeln.

Amylum Musae.

Bananen- oder Pisangstärke.

Besteht grösstentheils aus Grosskörnern von kugeliger, ei-, birnen- oder gurkenförmiger Gestalt, sehr zarter Schichtung um den excentrischen, im stumpfen oder spitzen Ende liegenden Kern.

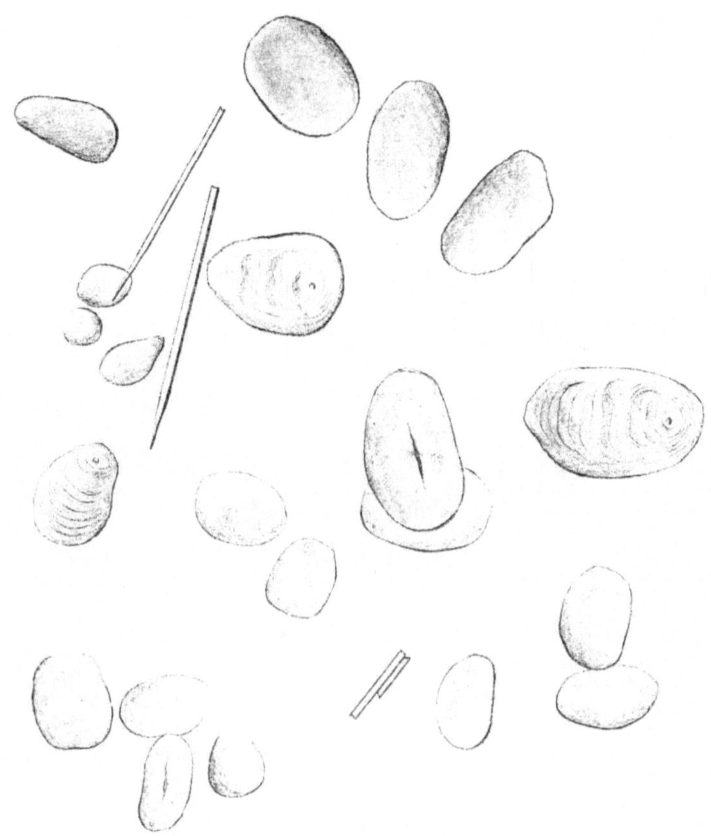

Amylum Dioscoreae.

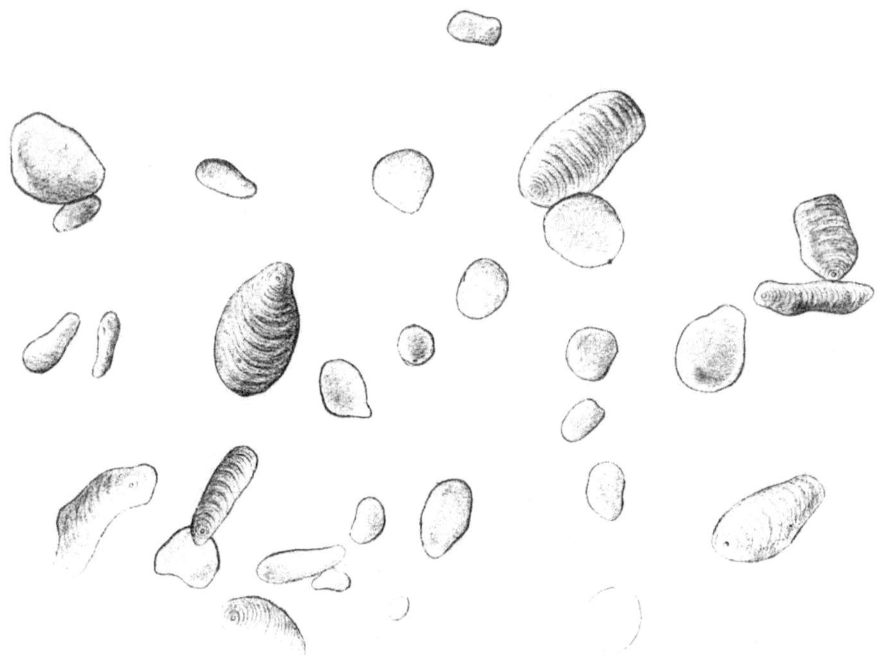

Amylum Musae.

TAFEL VIII.

LYCOPODIUM.

Lycopodium

(Ph. Austr. VII. & Germ. III.).

Semen Lycopodii, Bärlappsamen, Hexenmehl, Blitzpulver.

Das gelbe, leicht bewegliche Pulver darf nur aus den beinahe gleich grossen und gleich gestalteten, kugel-tetraedrischen Sporen bestehen, deren Membran ein netzförmiges Relief trägt. In Wasser und Chloralhydrat erscheinen die Zellen farblos, in Kalilauge werden sie gelb und kugelig.

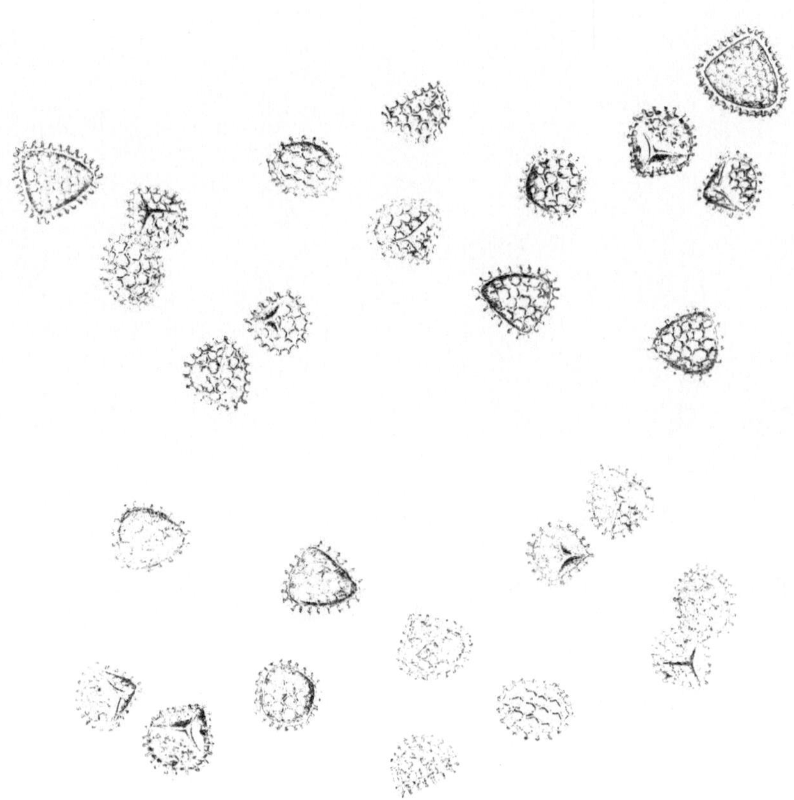

Lycopodium.

KAMALA.

Kamala

(Ph. Austr. VII. & Germ. III.).

Glandulae Rottlerae.

Ein rothes, von gelben Pünktchen durchsetztes Pulver ohne Geruch und Geschmack. Es besteht aus kuchenförmigen, zusammengesetzten Drüsen und aus Büscheln einzelliger, derbwandiger Haare. Bloss die Drüsen sondern das rothe Harz ab. Dieses löst sich in Chloralhydrat und in Kalilauge mit gelber Farbe, und dann sind die von der Cuticula bedeckten, rosettig angeordneten schlauchförmigen Zellen deutlich zu unterscheiden.

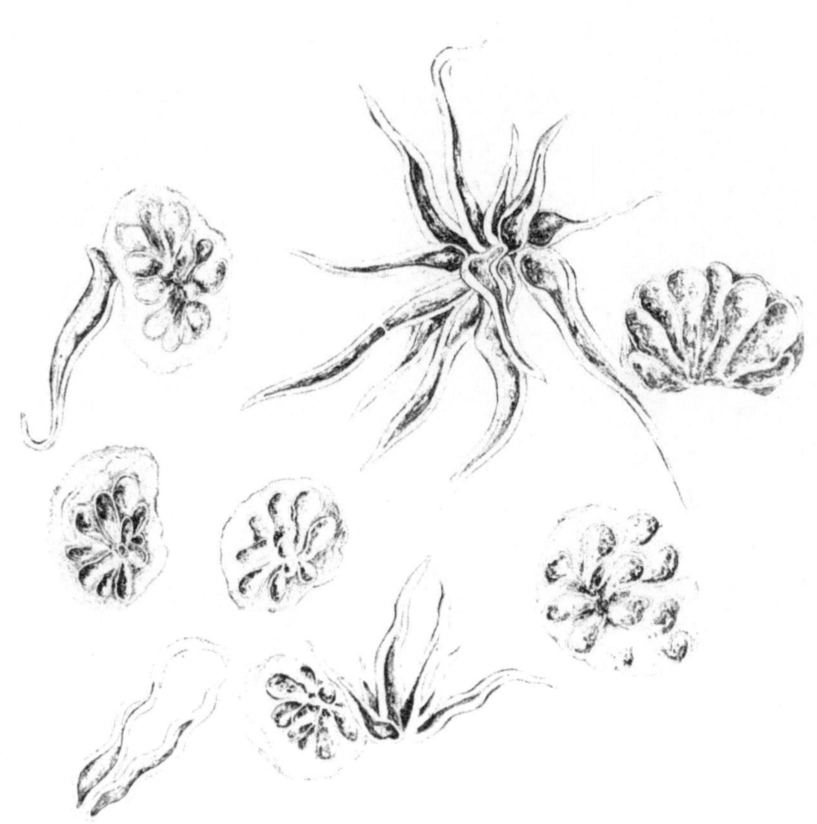

Kamala.

GLANDULAE LUPULI.

Glandulae Lupuli

(Ph. Austr. VII.)

Lupulinum, Hopfenmehl.

Das Pulver ist grob, braungelb, etwas klebend, frisch von angenehm hopfenartigem Geruche, alte Waare käse- oder baldrianartig riechend. Der Geschmack ist aromatisch bitter.

Das Lupulin soll nur aus den grossen, becherförmigen, durch die emporgehobene Cuticula kreiselförmigen Drüsen der Hopfenzapfen bestehen. Geringe Verunreinigungen sind jedoch unvermeidlich.

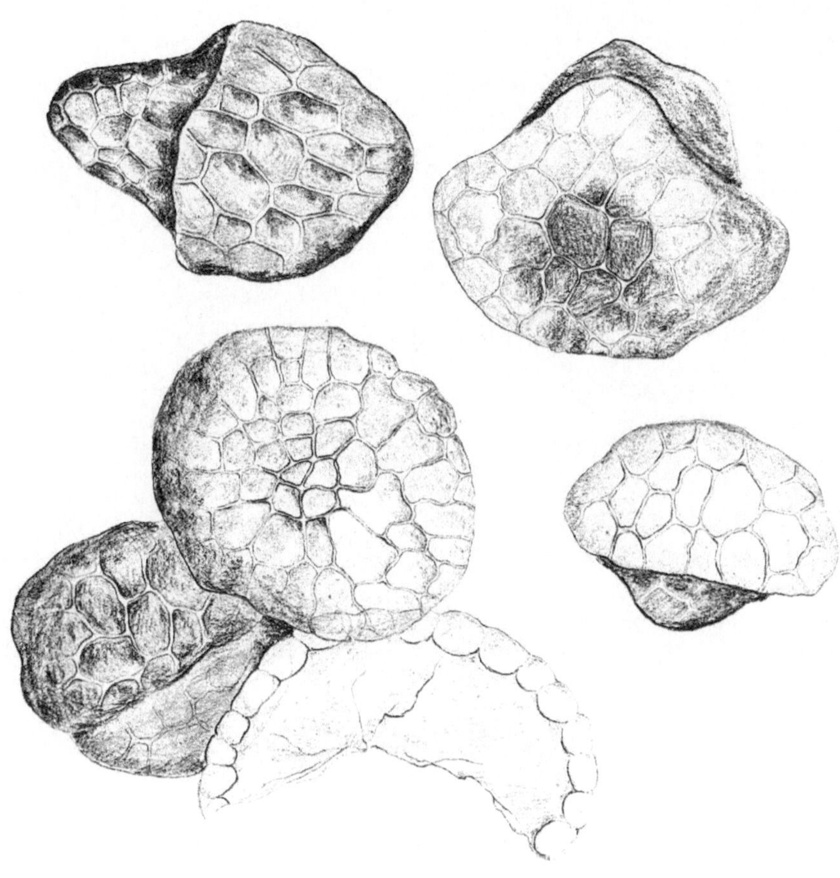

Glandulae Lupuli.

TRAGACANTHA.

Tragacantha

(Ph. Austr. VII. & Germ. III.).

Traganth.

Das Pulver ist rein weiss, geruchlos, im Munde einen geschmacklosen, fest haftenden Kleister bildend.

In starkem Glycerin soll Traganthpulver nichts anderes zeigen als farblose, unregelmässige Schollen. Lässt man Wasser hinzutreten, so verquellen die Massen, einige wenige zeigen stellenweise eine zarte Schichtung, und nach kurzer Zeit bleibt nichts sichtbar als Häufchen von Stärkekörnern, die Lumina der verquollenen Zellen andeutend. Form und Grösse der Stärkekörnchen ist besonders zu beachten wegen allfälliger Fälschung mit Cerealienstärke.

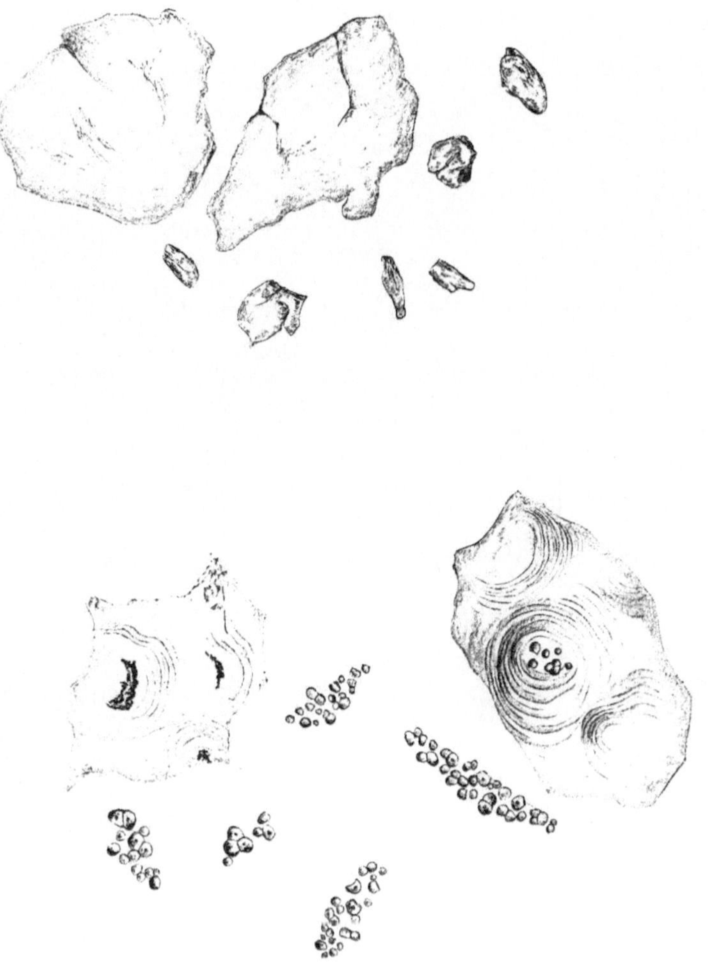

Tragacantha.

SECALE CORNUTUM.

FUNGUS LARICIS.

Secale cornutum

(Ph. Austr. VII. & Germ. III.)

Fungus Secalis, Mutterkorn.

Das Gebilde besteht aus kurzen und verhältnissmässig breiten Hyphen, die so dicht in einander verfilzt sind, dass sie in jeder Schnittrichtung das Aussehen von Parenchym darbieten. In der Rindenschicht sind die Hyphen (Zellen) regelmässiger angeordnet und dunkelviolett gefärbt.

Das Pulver ist chocoladefarbig, hat frisch einen angenehmen pilz- oder malzartigen Geruch und schmeckt anfangs süsslich, dann scharf bitterlich.

Die farblosen, stellenweise dunkelviolett gefärbten Massen lassen ihre Structur nicht ohne weiteres erkennen, weil das Gewebe des Mutterkornes dicht mit Fett erfüllt ist. Wird dieses mittels Aether gelöst, dann wird am Rande der Fragmente das kleinzellige Scheinparenchym deutlich. Das Pulver darf nichts anderes als dieses Scheinparenchym enthalten, insbesondere auch keine Stärke.

Fungus Laricis.

Agaricus albus, Lärchenschwamm.

Der Pilzkörper besteht in allen Theilen aus sehr dünnen, verfilzten, brüchigen Hyphen. Dazwischen gut ausgebildete Krystalle aus Kalkoxalat.

Das Pulver ist gelblich weiss, fast geruchlos, sehr bitter.

Es besteht neben unkenntlichem Detritus aus einem Gewirr langer, dünner Fäden (Hyphen), in denen das Lumen nur selten erkennbar ist. Dazwischen braune, structurlose Massen (Harz und Phlobaphen?) und vereinzelt schöne Krystalle.

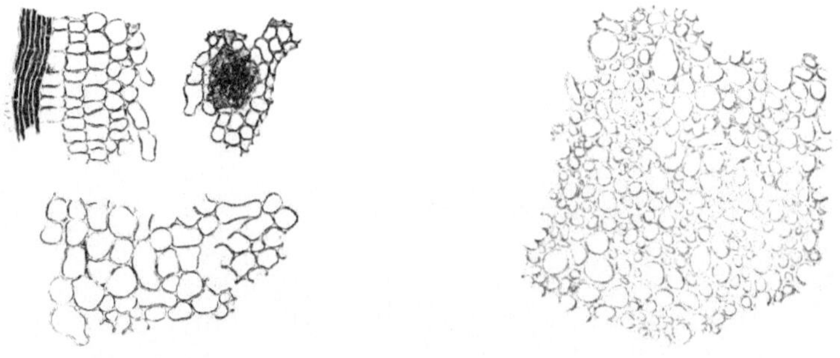

Secale cornutum.

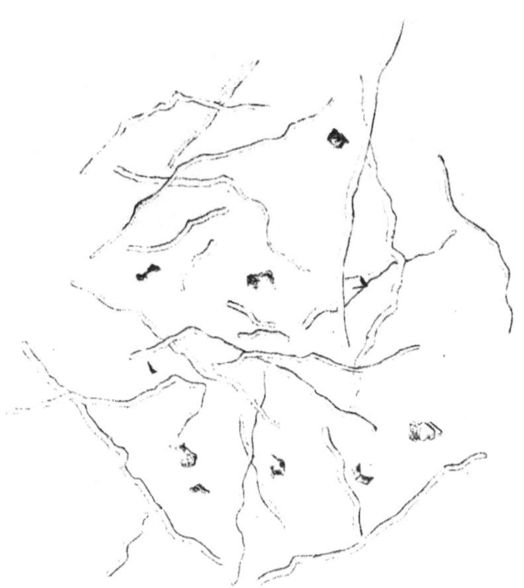

Fungus Laricis.

FOLIA JABORANDI.

Folia Jaborandi

(Ph. Germ. III.).

Jaborandiblätter.

Die Oberhaut besteht beiderseits aus polygonalen Zellen mit starker, streifiger Cuticula (4), Spaltöffnungen nur unterseits, mit Nebenzellen. Die meisten Blätter sind ganz kahl. Mitunter findet man, besonders auf der Unterseite längs der Nerven, runde Haarspuren und auch lange, dickwandige, einzellige Haare (8). Das Blattparenchym besitzt oberseits eine auffallend schmale, kurzzellige Palissadenschicht. In ihr und im Schwammparenchym liegen grosse (lysigene) Oelräume (2) und in zahlreichen Zellen kleine Oxalatdrusen (9).

Das Pulver ist braun, von schwach aromatischem Geruch und zusammenziehend bitterlichem Geschmack.

Im Pulver sind zahlreiche Fragmente der beiderseitigen Oberhaut (1, 4 u. 6) gut erhalten, die Zellen theilweise mit braunem Inhalt, mit anhaftendem Chlorophyllparenchym (9), selten mit Secretraum (2). Auch Gefässbündel-Fragmente (5) finden sich in Menge, darunter solche von den Stengeln. Von diesen stammen auch die Steinzellen (7). In jedem Präparate finden sich Haare (8), auch in kleinen Bruchstücken von einzelnen Bastfasern leicht zu unterscheiden. Krystalldrusen werden selten angetroffen.

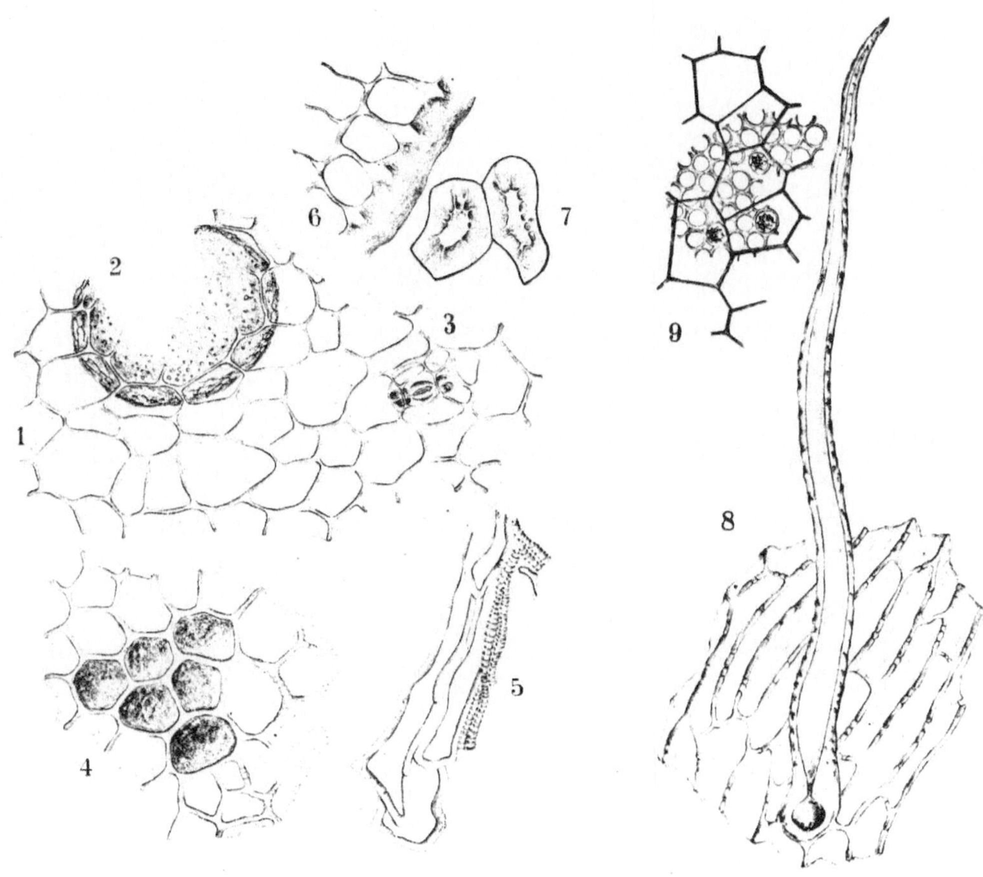

Folia Jaborandi.

1. Epidermis der Unterseite.
2. Sekretraum.
3. Spaltöffnung in der Tiefe.
4. Epidermis der Oberseite.
5. Bastfasern und Gefässe aus dem Blattstiele.

6. Oberhaut im Querschnitte.
7. Steinzellen aus dem Blattstiele.
8. Epidermis oberhalb eines Nerven mit einem Haar.

9. Palissadenzellen in der Flächenansicht, bedeckt von der Oberhaut (schattenhaft wegen der tiefen Einstellung.)

TAFEL XIV.

FOLIA AURANTII.

Folia Aurantii

(Ph. Austr. VII.).

Orangenblätter.

Die Oberhaut wird beiderseits aus polygonalen Zellen gebildet, trägt aber nur unterseits Spaltöffnungen (2). In zahlreichen erweiterten Oberhautzellen liegen, in Zellstoff gebettet, grosse Krystalle. Die Palissadenschicht längs der Oberseite ist mehrreihig (1). Das grüne Blattparenchym ist oft von grossen (lysigenen) Oelräumen unterbrochen.

Das Pulver ist hell grünlichgelb, von schwachem Geruch und vorwiegend bitterem Geschmack

Die Menge grosser Einzelkrystalle und langer Faserbündel (3) fällt im Detritus sofort auf. Bei genauerer Untersuchung findet man Krystalle in kugeligen Zellen eingeschlossen, einzeln oder häufig in der Oberhaut liegend (2). Das ist das beste Kennzeichen der Orangenblätter. Charakteristisch sind auch auf der Unterseite die grossen Spaltöffnungen. Die Oelräume im Mesophyll sind in feinem Pulver nicht mehr kenntlich.

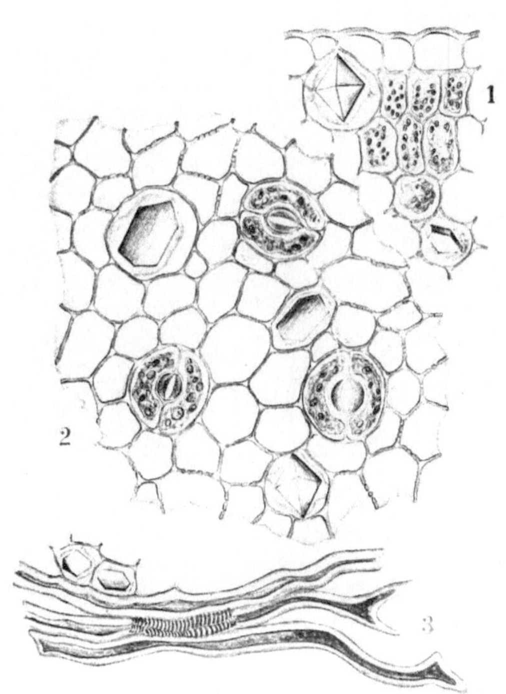

Folia Aurantii.

1. Epidermis der Oberseite und Blattparenchym im Querschnitt.

2. Epidermis der Unterseite mit Spaltöffnungen und Krystallen.

3. Fragment eines Gefässbündels.

FOLIA MATICO.

Folia Matico.

Herba Matico, Maticoblätter.

Die Oberhaut besteht beiderseits aus polygonalen oder schwach buchtigen Zellen und ist beiderseits behaart. Spaltöffnungen nur unterseits (2). Die Palissadenschicht längs der Oberseite ist mehrreihig. Vorzüglich in ihr liegen grosse, kugelige Secretzellen. Sie grenzt nicht unmittelbar an die Oberhaut, sondern ist von dieser durch eine Lage chlorophyllfreier Zellen (Hypoderma) getrennt. Die Haare sind zweierlei Art (3 und 4).

Das Pulver ist grünlich gelb, riecht schwach und schmeckt pfefferartig.

Die gelenkig verdickten Gliederhaare (3) auf beiden Blattseiten sind sehr charakteristisch und finden sich reichlich in jedem Gesichtsfelde. Die zarten, schlauchartigen Haare (4) kommen überhaupt spärlich vor und im Pulver sind sie nur mit Mühe aufzufinden. Die Zellformen der beiderseitigen Oberhaut sind wenig von einander verschieden. Krystalle fehlen.

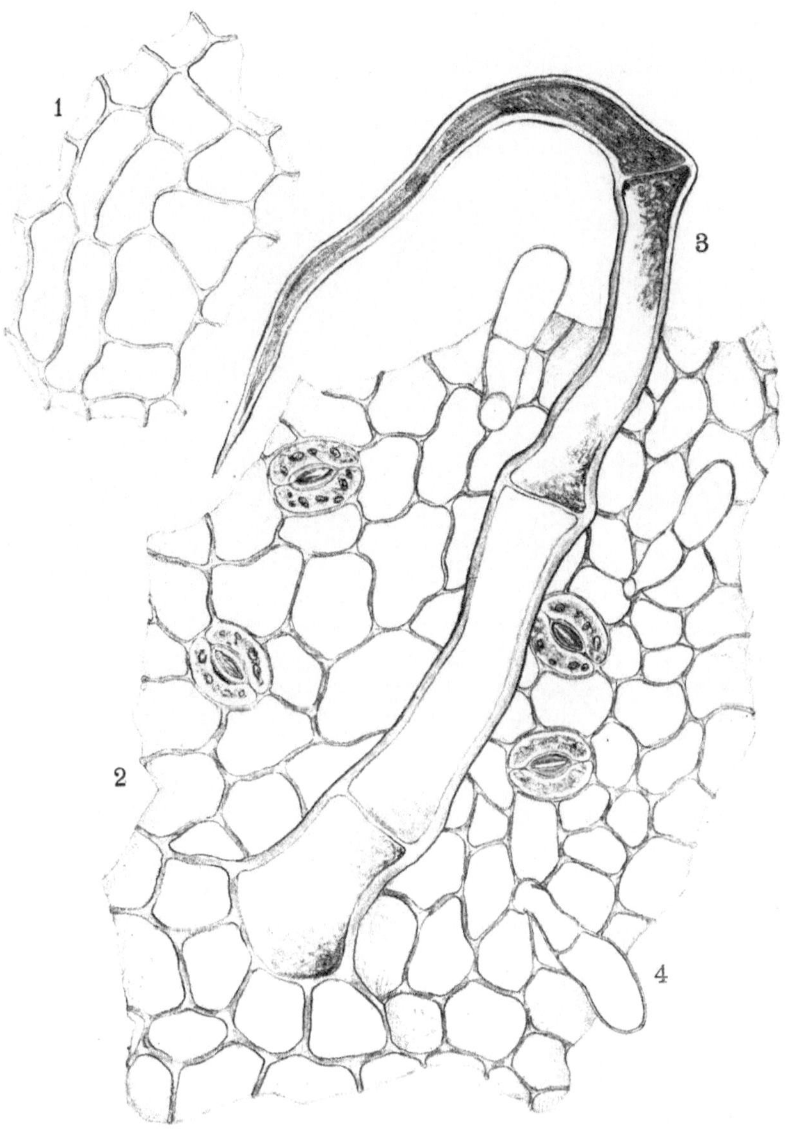

Folia Matico.

1. Epidermis der Oberseite.   3. Gliederhaar.
2. Epidermis der Unterseite.   4. Schlauchförmiges Haar.

FOLIA MENTHAE PIPERITAE ET CRISPAE.

Folia Menthae piperitae

(Ph. Austr. VII. & Germ. III.).

Pfefferminzblätter.

Die Oberhaut besteht beiderseits aus wellig-buchtigen Zellen, trägt beiderseits Spaltöffnungen und Haare. Die letzteren sind dreierlei Art: 1. sitzende Drüsen mit 8zelliger Scheibe, 2. kurz gestielte Härchen mit meist einzelligem Köpfchen, 3. Gliederhaare. In dem Secret der Scheibendrüsen finden sich mitunter Krystalle (Menthol?). Die Palissadenschicht ist einreihig, locker.

Das Pulver ist etwas lebhafter grün, als das der Krauseminz; es hat den charakteristischen Geruch und den kühlend gewürzhaften Geschmack der Pfefferminz.

Im histologischen Baue sind die beiden Minzen einander so ähnlich, dass sie im Pulver nicht immer bestimmt zu unterscheiden sind. Ein gutes Kennzeichen sind die ab und zu im Pfefferminzpulver vorfindlichen Stengelfragmente, deren Oberhautzellen violetten Saft enthalten. Die braunen Drüsen sind zahlreicher, die Gliederhaare (3) dagegen spärlicher als in der Krauseminz. Die letzteren sind derbwandiger und deutlich warzig, mitunter an den Zellgrenzen etwas knotig (3).

Folia Menthae crispae

(Ph. Austr. VII.).

Krauseminzblätter.

Die Spaltöffnungen sind auf der Oberseite noch spärlicher als bei der Pfefferminz und scheinen mitunter ganz zu fehlen. In dem Secret der Scheibendrüsen gelingt es auch nach Aufhellung mit Chloralhydrat nicht, Krystalle zu entdecken.

Das Pulver ist gelblich grün, hat starken Minzengeruch und schmeckt scharf gewürzhaft, nicht kühlend.

Nach Aufhellung des Präparates findet man leicht Bruchstücke der beiderseitigen Oberhaut mit Spaltöffnungen und Haarbildungen wie bei Mentha piperita.

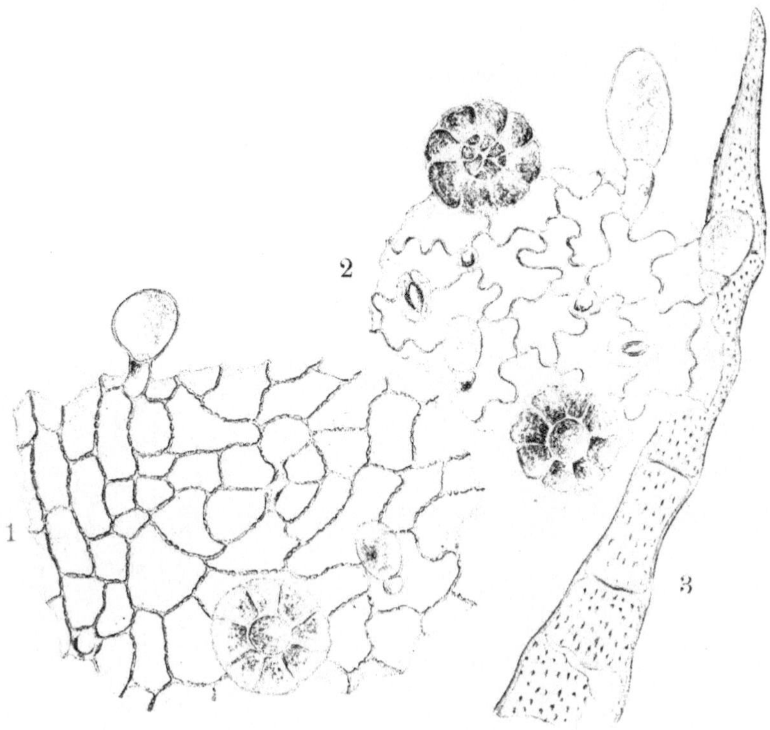

Folia Menthae piperitae.

1. Epidermis der Oberseite.　2. Epidermis der Unterseite.
3. Warziges Gliederhaar.

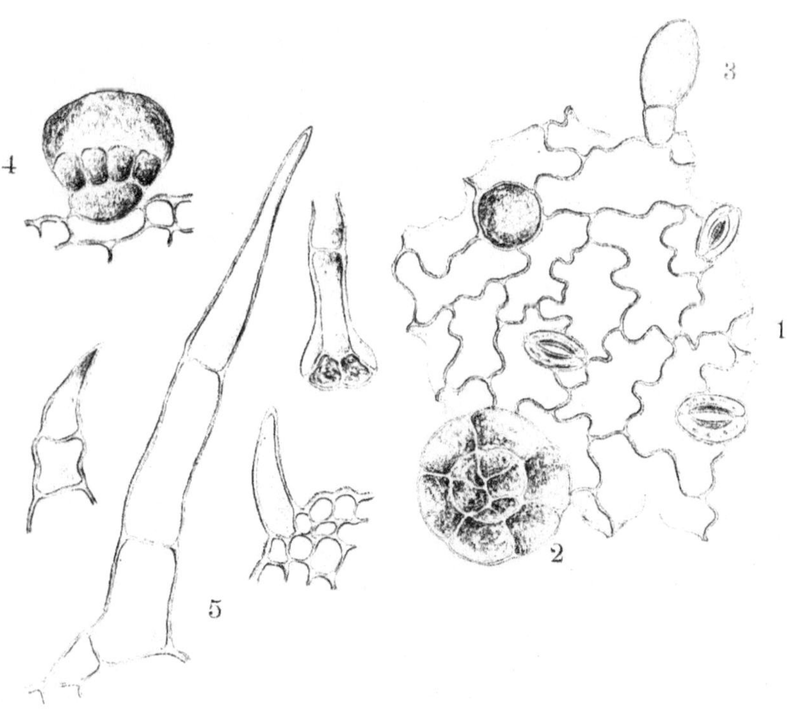

Folia Menthae crispae.

1. Epidermis der Unterseite.　3. Stielzelle eines Drüsenhaares.
2. Drüsenhaar in Aufsicht.　4. Drüsenhaar in Seitenansicht.
5. Gliederhaare.

FOLIA MELISSAE

Folia Melissae

(Ph. Austr. VII. & Germ. III.).

Melissenblätter.

Die Oberhaut besteht beiderseits aus wellig buchtigen Zellen, trägt aber nur unterseits Spaltöffnungen (2).

Das Pulver ist gelblich grün, riecht citronenartig und schmeckt gewürzhaft.

Die Oberhaut (2) ist ungewöhnlich zartzellig, ihre Spaltöffnungen sind klein, meist breit elliptisch und (wie bei den Minzen) nur von zwei Oberhautzellen derart umgeben, dass sie gleichsam mit den Breitseiten aufgehängt erscheinen. Die drei Haarformen der Minzen finden sich auch hier, nämlich braune Drüsen, streifig-feinwarzige, vereinzelt ausserordentlich lange Gliederhaare (3) und kleine Köpfchenhaare. Charakteristisch für die Melisse sind ausserdem die kurzen, einzelligen, kegel- oder zahnförmigen Haare und zahlreiche Köpfchenhaare mit zweizelligem Köpfchen. Die letzteren finden sich vereinzelt auch bei den Minzen.

Man muss im Pulver die kegelförmigen Haare (1) aufsuchen; die übrigen Kennzeichen sind weniger zuverlässig.

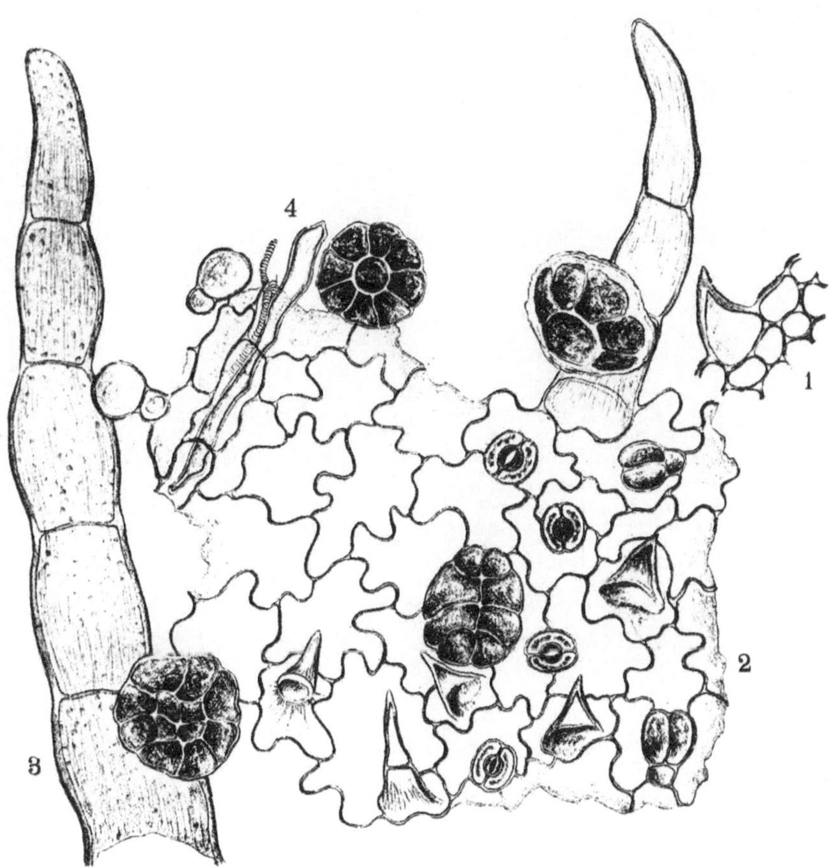

Folia Melissae.

1. Ein charakteristisches Kegelhaar in die Oberhaut eingepflanzt.
2. Epidermis der Unterseite in der Flächenansicht mit Spaltöffnungen und viererlei Haarformen.
3. Spitze eines langen Gliederhaares.
4. Gefässbündelchen.

TAFEL XVIII.

FOLIA SALVIAE

Folia Salviae

(Ph. Austr. VII. & Germ. III.).

Herba Salviae, Salbeiblätter.

Die Epidermis der Oberseite (3) ist aus polygonalen, die der Unterseite (4) aus wellig-buchtigen Zellen gefügt; beide lassen oft Haarspuren erkennen.

Beiderseits Spaltöffnungen und dreierlei Haarformen, unter denen die langen Gliederhaare charakteristisch sind.

Das Pulver ist grünlichgelb, riecht und schmeckt eigenthümlich gewürzhaft.

An den langen, dünnen und stark verdickten Gliederhaaren, die sich reichlich in jedem Gesichtsfelde vorfinden, ist das Salbeipulver auf den ersten Blick zu erkennen. Ausserdem kommen zwei andere Haarformen vor, die jedoch viel spärlicher anzutreffen sind: grosse, sitzende Drüsenhaare (2) und Köpfchenhaare (1), die auf ein- oder mehrzelligem Stiele eine kugelige Zelle tragen.

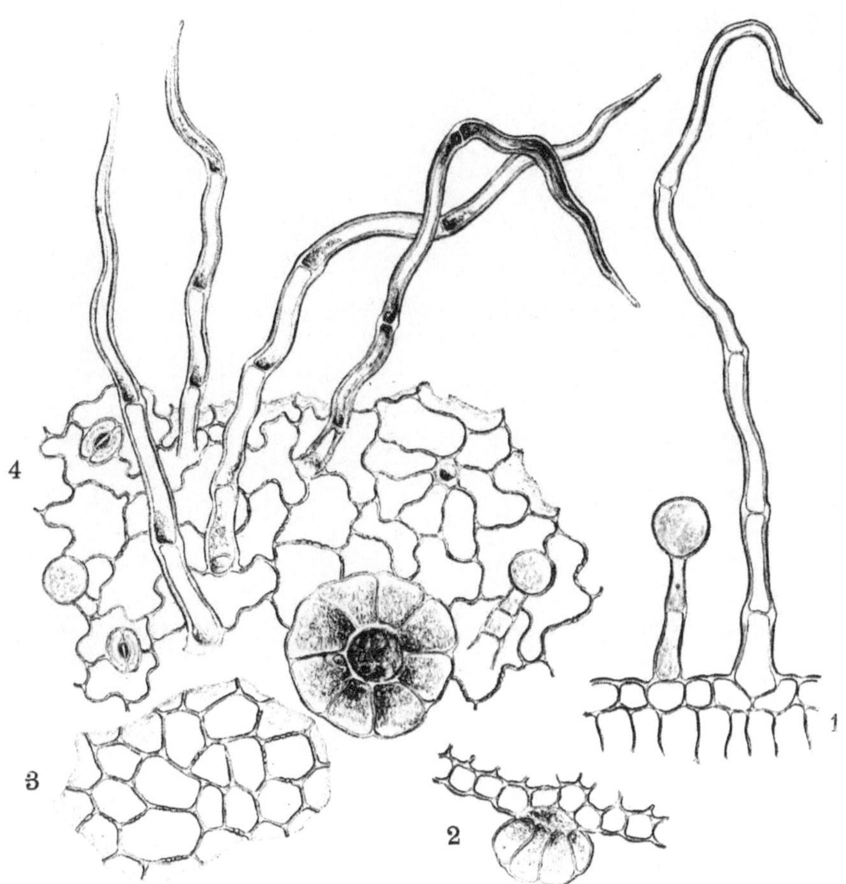

Folia Salviae.

1. Oberhaut im Querschnitt mit einem Köpfchen- und Gliederhaar.
2. Sitzendes Drüsenhaar mit 8zelligem Köpfchen in der Seitenansicht; links eine ähnliche Drüse von oben gesehen.
3. Epidermis der Oberseite.
4. Epidermis der Unterseite mit Spaltöffnungen, Haaren und (rechts) einer Haarspur.

FOLIA PATCHOULI.

Folia Patchouli.

Herba Patchouli, Patchouliblätter.

Die beiderseitige Oberhaut ist in der Flächenansicht kaum zu unterscheiden, wenngleich die Spaltöffnungen auf der Unterseite viel zahlreicher sind (3). Am Querschnitte zeigen die Epidermiszellen der Oberseite eine Hervorwölbung, fast wie bei Coca (s. d.) Spaltöffnungen und Haarformen wie bei Mentha. Grosse Scheibendrüsen sind sehr selten, häufig dagegen Köpfchenhaare (2). Sie sind kurz oder lang gestielt, ihr Köpfchen meist zweizellig. Im Mesophyll spärlich Krystalldrusen.

Das Pulver ist gelblich braun, riecht eigenthümlich stark und schmeckt gewürzhaft bitter.

Starre, mehrzellige Haare mit langen, etwas knotigen Gliedern fallen zunächst auf in dem braunen Detritus. Die Oberhaut besteht beiderseits aus wellig-buchtigen Zellen. Selten gelingt es, eines der Drüsenhaare aufzufinden.

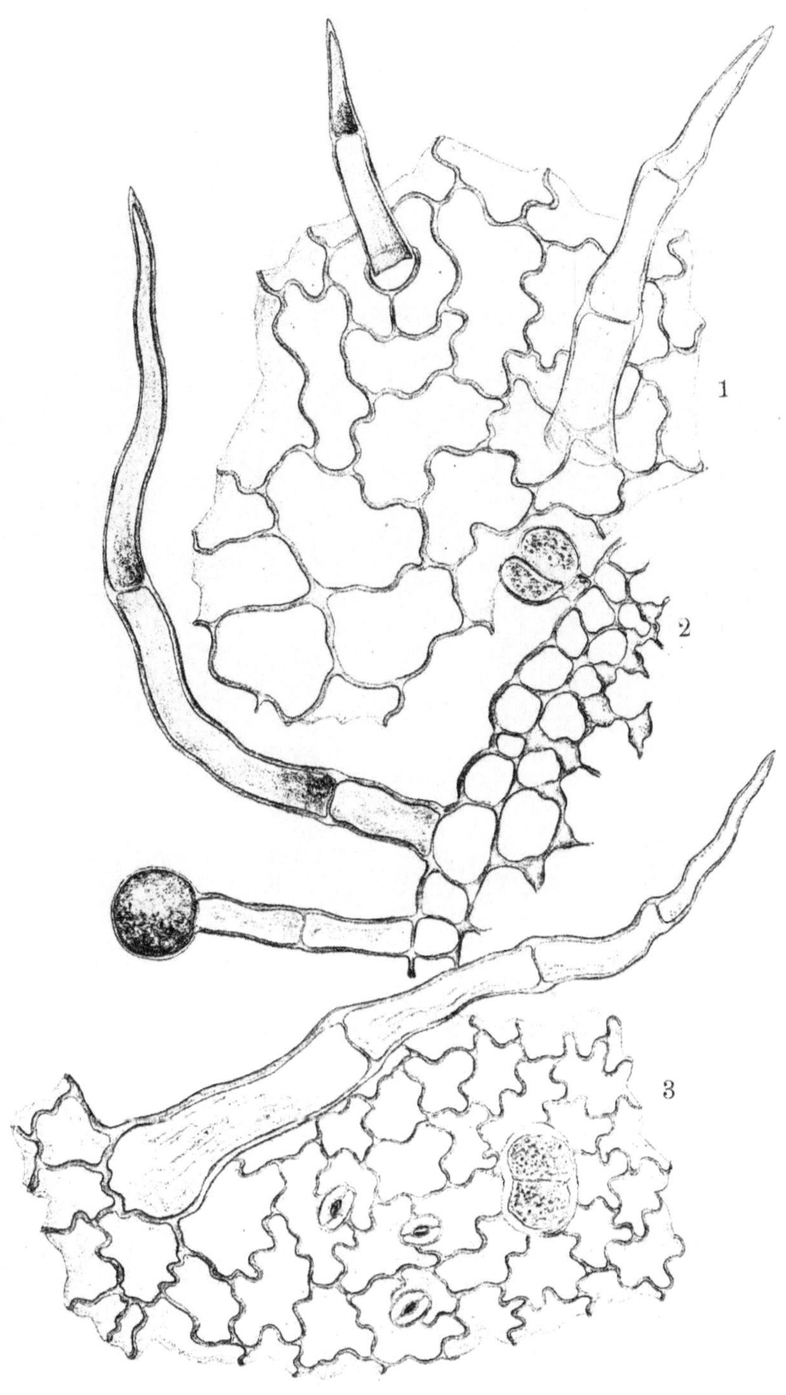

Folia Patchouli.

1. Epidermis der Oberseite in der Flächenansicht.

2. Epidermis der Unterseite im Durchschnitt mit drei Haarformen.

3. Epidermis der Unterseite mit Spaltöffnungen, einem Gliederhaar und einem Drüsenhaar mit zweizelligem Köpfchen.

FOLIA ROSMARINI.

Folia Rosmarini

(Ph. Austr. VII.)

Folia Anthos, Rosmarinblätter.

Die Epidermis der Oberseite ist derber und grosszelliger als unterseits (2). Längs der Oberseite ein collenchymartiges Hypoderma, welches längs der Nerven verstärkt ist (1, c). Spaltöffnungen und ästige Gliederhaare nur unterseits (1, u), Köpfchenhaare und Scheibendrüsen auch oberseits. Die Palissadenschicht ist mehrreihig.

Das Pulver ist grünlich grau, riecht und schmeckt gewürzhaft.

Die charakteristischen geweihartig verzweigten Haare sind trotz ihrer Zartheit auch im feinsten Pulver in kenntlichen Bruchstücken aufzufinden, seltener die Köpfchen- und Drüsenhaare. Ein zweites, gut brauchbares Kennzeichen des Rosmarinpulvers bietet die Oberhaut mit den kleinen kreisrunden Spaltöffnungen (2, u) und das derbwandige farblose Hypoderma (1, c).

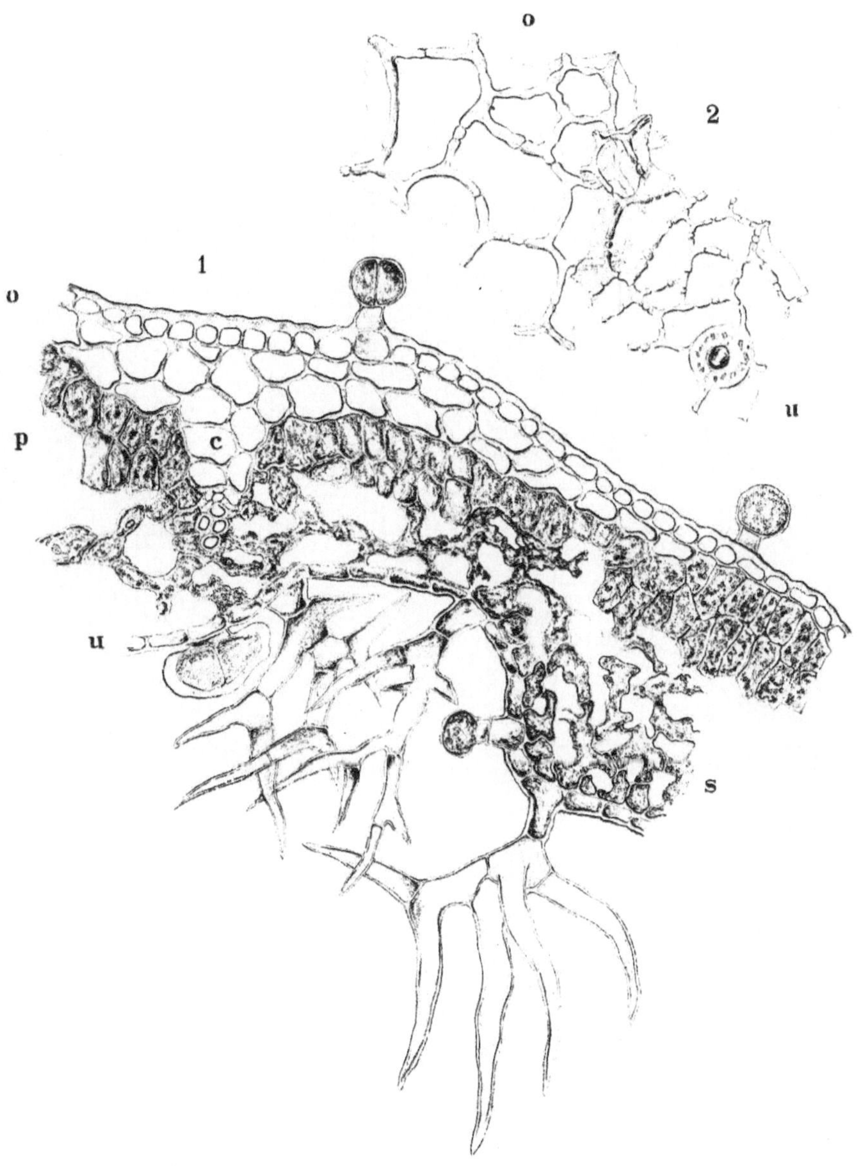

Folia Rosmarini.

1. Blattspreite im Querschnitt.
   - o Epidermis der Oberseite. (Das Köpfchenhaar rechts liegt tief, zeigt daher nicht seinen Ursprung aus einer Oberhautzelle wie das Härchen mit zweizelligem Köpfchen.)
   - c Collenchymartiges Hypoderma.
   - p Palissadenschicht mit Chlorophyll.
   - s Schwammparenchym.
   - u Epidermis der Unterseite mit ästigen und drüsigen Haaren.
2. Epidermis in der Flächenansicht u. zw.
   - o der Oberseite,
   - u der Unterseite.

FOLIA SENNAE.

Folia Sennae

(Ph. Austr. VII. & Germ. III.)

Sennesblätter.

Die Oberhaut ist beiderseits gleich gebaut, nur sind ihre Zellen an verschiedenen Stellen ungleich gross und in ungleichem Grade verdickt (2). Auch die Härchen sind in ihrer Grösse sehr verschieden, aber immer einzellig (1), stark verdickt und warzig. Das Blattparenchym besitzt beiderseits eine Palissadenschicht. Die Gefässbündel (Nerven) sind mit Krystallkammerfasern belegt (3); Einzelkrystalle und Drusen finden sich zerstreut im Parenchym.

Das Pulver ist gelblichgrün, fast geruchlos, unangenehm bitter schmeckend.

Die einzelligen, warzigen Haare (1) verschiedener Grösse und die mit Krystallen belegten Faserbündel (3) fallen unter dem Mikroskope sofort auf. Charakteristisch ist ferner die Oberhaut mit zahlreichen Spaltöffnungen und Haarspuren (2). Die Fragmente derselben sind in aufgehellten Präparaten leicht aufzufinden. Da zum Pulver in der Regel schlecht gereinigte Senna genommen wird, enthält es in ziemlicher Menge grosse Gefässe aus den Stielen (5).

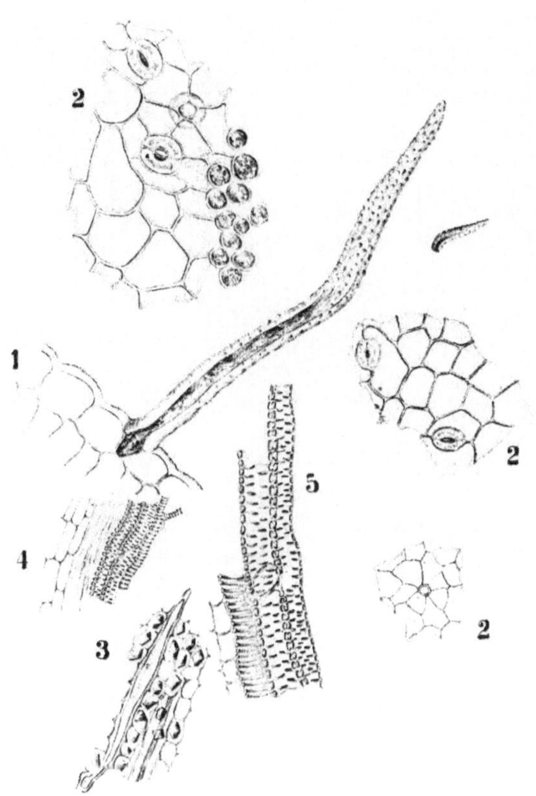

Folia Sennae.

1. Epidermis im Querschnitt mit einem langen Haar, daneben ein kleines Haar.
2. Epidermis in der Flächenansicht mit Spaltöffnungen und Haarspuren. Links oben liegt auf der Oberhaut eine Gruppe von Palissadenzellen.
3 Bastfasern mit Krystallkammerfasern.
4. Fragment eines Blattnerven.
5. Grössere Gefässe aus dem Blattstiel.

FOLIA TRIFOLII FIBRINI.

Folia Trifolii fibrini

(Ph. Austr. VII. & Germ. III.).

Fieberklee, Bitterklee.

Die Epidermis besteht oberseits aus polygonalen, unterseits aus wellig-buchtigen Zellen mit strahliger Cuticularstreifung (1). Spaltöffnungen beiderseits zwar gross, aber kleiner als die Oberhautzellen. Längs der Oberseite eine schmale Palissadenschicht, das viel breitere Schwammparenchym bildet ein Maschenwerk um die grossen Lufträume.

Das Pulver ist gelblichgrün, geruchlos, sehr bitter.

Es besitzt ausser der Oberhaut keinerlei charakteristische Kennzeichen, da Haargebilde und Krystalle fehlen. Auch die Oberhaut ist nur mit Mühe in gut kenntlichen Fragmenten aufzufinden. Sie ist zartwandig und ausgezeichnet durch die auf beiden Blattseiten (auf der Oberseite jedoch spärlicher) vorkommenden grossen, tief eingesenkten und von den Nachbarzellen überdeckten Spaltöffnungen. Im groben Pulver gelingt es, das lückige Parenchym des Mesophyll (3) zu erkennen.

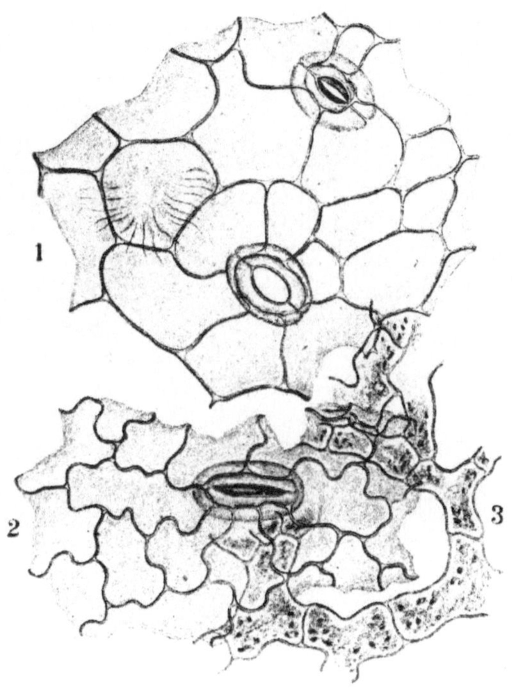

Folia Trifolii fibrini.

1. Epidermis der Oberseite.   **2.** Epidermis der Unterseite.
3. Schwammparenchym.

FOLIA ALTHAEAE.

Folia Althaeae

(Ph. Austr. VII. & Germ. III.)

Eibischblätter.

Die Oberhaut (2) besteht beiderseits aus wellig-buchtigen, von Spaltöffnungen unterbrochenen Zellen. Dickwandige, spitze, an der Basis getüpfelte Haare (1) finden sich vereinzelt, viel häufiger zu 5—8 gebüschelt. Vorzüglich längs der Nerven sitzen Drüsenhaare von etagenförmigem Bau (3). Das Blattparenchym enthält Oxalatdrusen (4).

Das Pulver ist hell gelblichgrün, riecht eigenthümlich schwach und schmeckt schleimig bitterlich.

Das Gesichtsfeld ist übersät mit zerbrochenen einzelligen Haaren, unter denen sich einzelne unversehrte und zu Büscheln vereinigte Haare (1) befinden. Für die Haare ist besonders die Basis charakteristisch, ferner ihre Form und ihre starre glatte Membran. Die Oberhaut (2) ist beiderseits wenig verschieden; man findet sie nur spärlich. Noch seltener bleiben die zarten Etagendrüsen (3) erhalten.

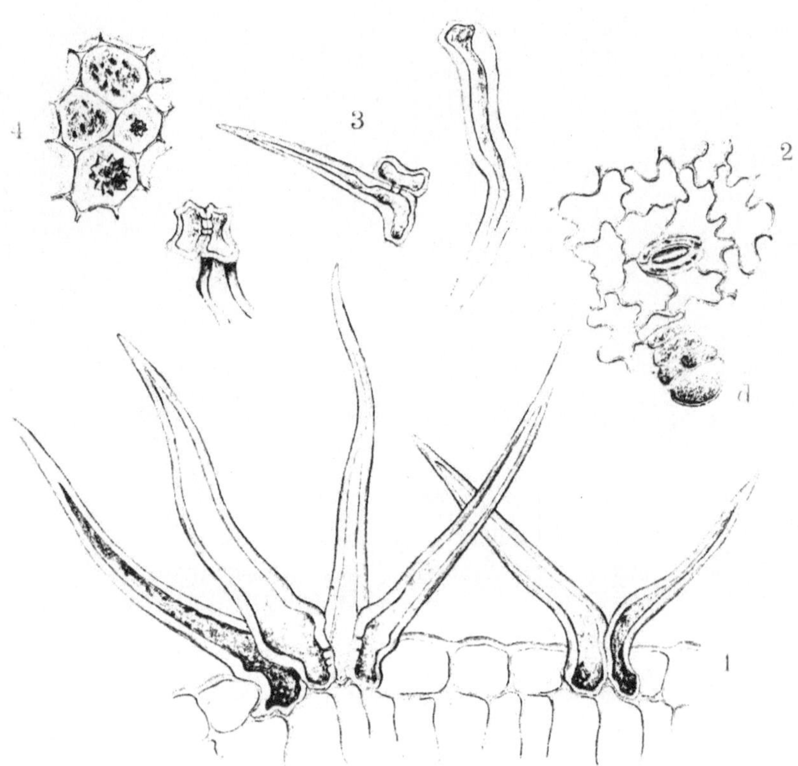

Folia Althaeae.

1. Oberhaut mit Haarbüscheln im Querschnitt.

2. Oberhaut in der Flächenansicht mit einer Spaltöffnung und einer Etagendrüse d.

3. Einzelne Haare im Pulver.

4. Blattparenchym im Pulver.

Folia Malvae

(Ph. Austr. VII. & Germ. III.).

Malvenblätter, Käspappel.

Im Baue sehr ähnlich den Eibischblättern. Die Oberhautzellen sind stärker gebuchtet, die Haare spärlicher, häufig zu wenigen gebüschelt und schwächer verholzt.

Das Pulver ist etwas gelblicher, wie das der Eibischblätter, dem es sonst gleicht.

Dieselben Haare (4), Drüsen (1), Oberhäute (2) und Krystalldrusen (3), wie bei Eibisch, und dennoch bietet das Pulver der Malvenblätter ein ganz anderes Bild. Es überwiegt nämlich das Chlorophyllgewebe, und Haare finden sich verhältnissmässig spärlich. Meist findet man auch einzelne der grossen, stacheligen Pollenkörner (7) und bei weiterem Nachsuchen die Gewebe der Blüthen, unter denen besonders die zierliche Antherenwand (6) nicht zu verkennen ist. Charakteristisch sind auch die langen einzelligen, einzeln an der Basis der Blumenblätter sitzenden Haare (2).

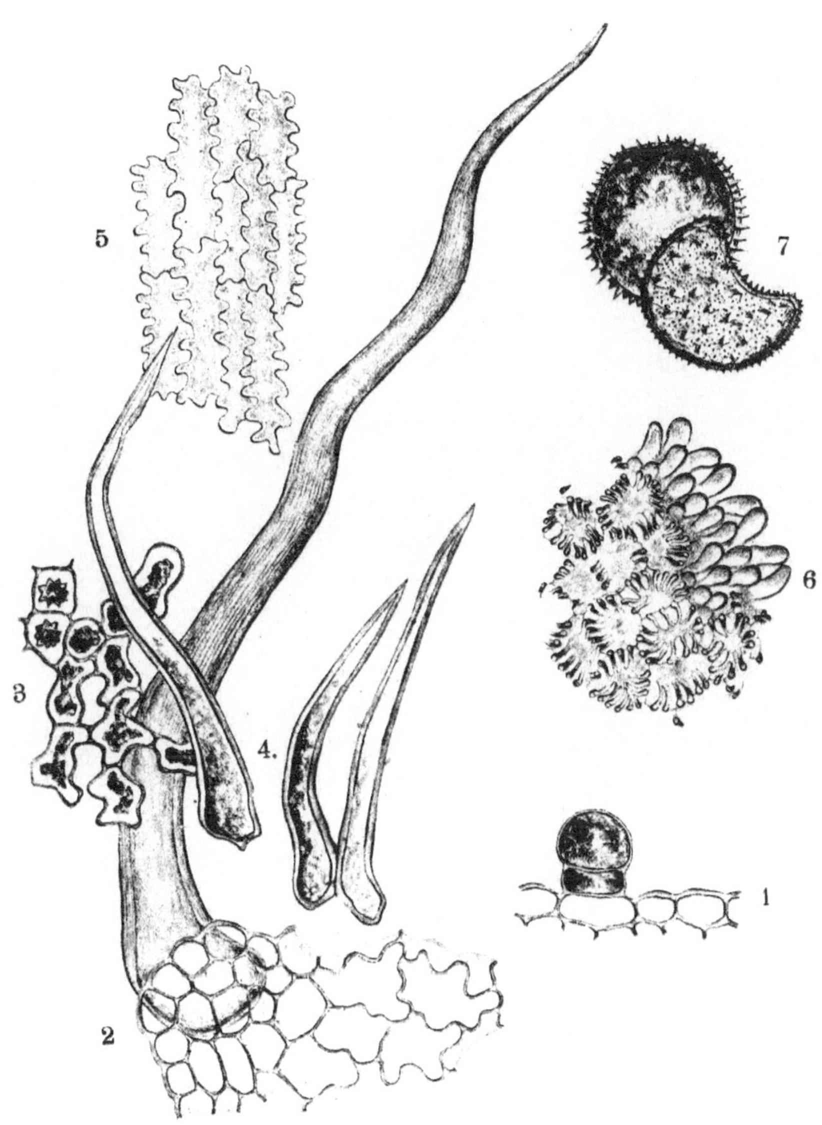

Folia Malvae.

1. Oberhaut mit einer Etagendrüse im Querschnitt.
2. Oberhaut der Corolle am Nagel mit einem langen Haar.
3. Schwammparenchym des Blattes.
4. Einzelne Blatthaare.
5. Oberhaut der Corollenspreite.
6. Oberhaut des Pollensackes.
7. Pollen.

TAFEL XXV.

FOLIA DIGITALIS.

Folia Digitalis

(Ph. Austr. VII. & Germ. III.).

Fingerhutblätter.

Die Epidermis der Oberseite (1) besteht aus polygonalen oder schwach gewellten Zellen, die der Unterseite (2) aus stark gebuchteten Zellen. Spaltöffnungen nur unterseits, hier aber zahlreich. Gliederhaare und Drüsenhaare beiderseits. Die Gliederhaare sind ungemein zart und weich, die Köpfchenhaare sind kurz und tragen ein- oder zweizellige Köpfchen.

Das Pulver ist gelblichgrün, riecht eigenthümlich scharf und schmeckt sehr bitter.

Ein negatives Merkmal: Der Mangel jeder Art von Krystallen unterscheidet vor Allem die Fingerhutblätter von den anderen »narkotischen« Kräutern. Im Pulver findet man immer auch beiderlei Oberhaut und die beiden Haarformen nebst zahlreichen Gefässfragmenten. Für die Epidermis der Unterseite (2) ist die Kleinzelligkeit und die Kleinheit der Spaltöffnungen charakteristisch.

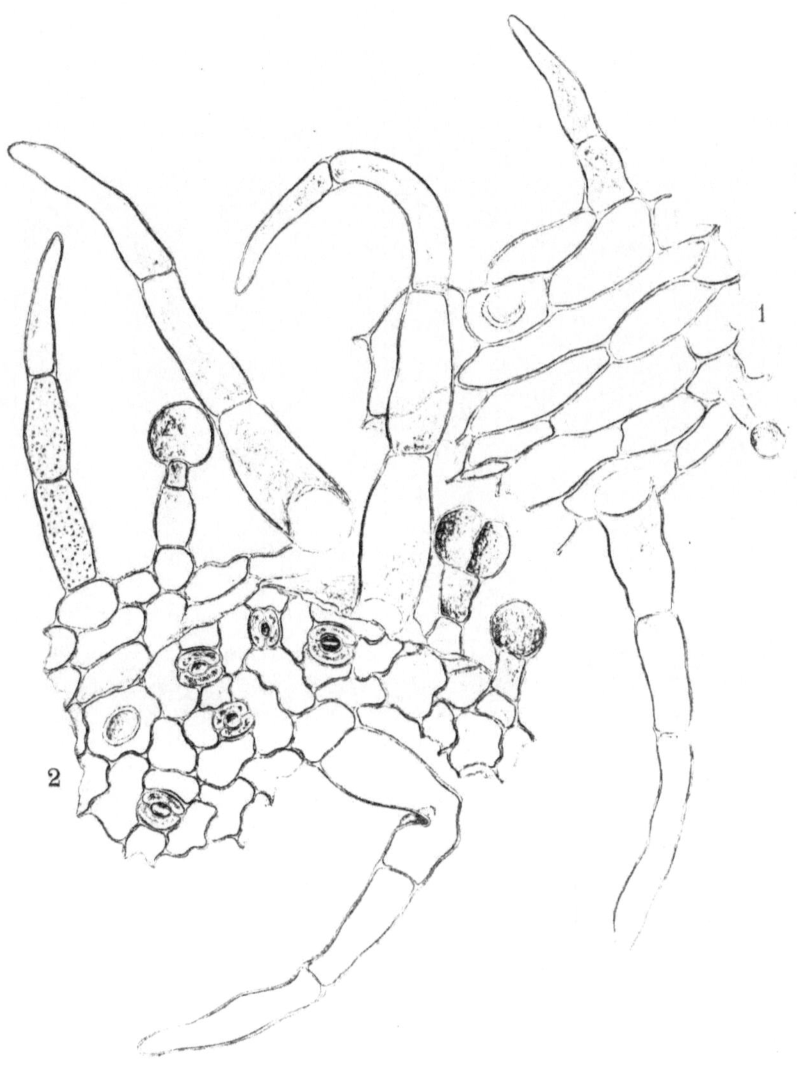

Folia Digitalis.

1. Epidermis der Oberseite längs eines Nerven.
2. Epidermis der Unterseite.

FOLIA BELLADONNAE.

Folia Belladonnae

(Ph. Austr. VII. & Germ. III.).

Tollkirschenblätter.

Die Epidermis beider Blattseiten ist übereinstimmend gebaut. Die Zellen sind wellig-buchtig mit streifiger Cuticula. Die grossen Spaltöffnungen werden von den angrenzenden Oberhautzellen überdeckt (1). Die Haarformen sind dreierlei Art: einfache Gliederhaare (2), kurze Drüsenhaare mit ein- oder mehrzelligem Köpfchen (3 u. 4) und langstielige Drüsenhaare mit kugeligem Köpfchen. Im Mesophyll liegen zahlreiche grosse Zellen, die mit winzigen Krystallen aus Kalkoxalat erfüllt sind (7), selten kleine Zellen mit Drusen oder Einzelkrystallen (8).

Das Pulver ist gelblichgrün, riecht widerwärtig und schmeckt salzig bitterlich.

So gut das grobe Pulver unter dem Mikroskope zu erkennen ist, so schwierig das feine Pulver. Das beste Kennzeichen sind die Krystallsandschläuche, neben denen allerdings auch Drusen und sogar kleine Einzelkrystalle vorkommen können. Die Sandzellen (7) und Drusen sind im feinen Pulver oft vollständig zerrieben. Dasselbe Schicksal erleiden auch die langen und zarten Gliederhaare, sowie die überhaupt seltenen Köpfchenhaare. Gut kenntlich bleiben die Epidermis, die derben Haare mit körniger Cuticula (5) und zahlreiche Gefässbündelfragmente (9).

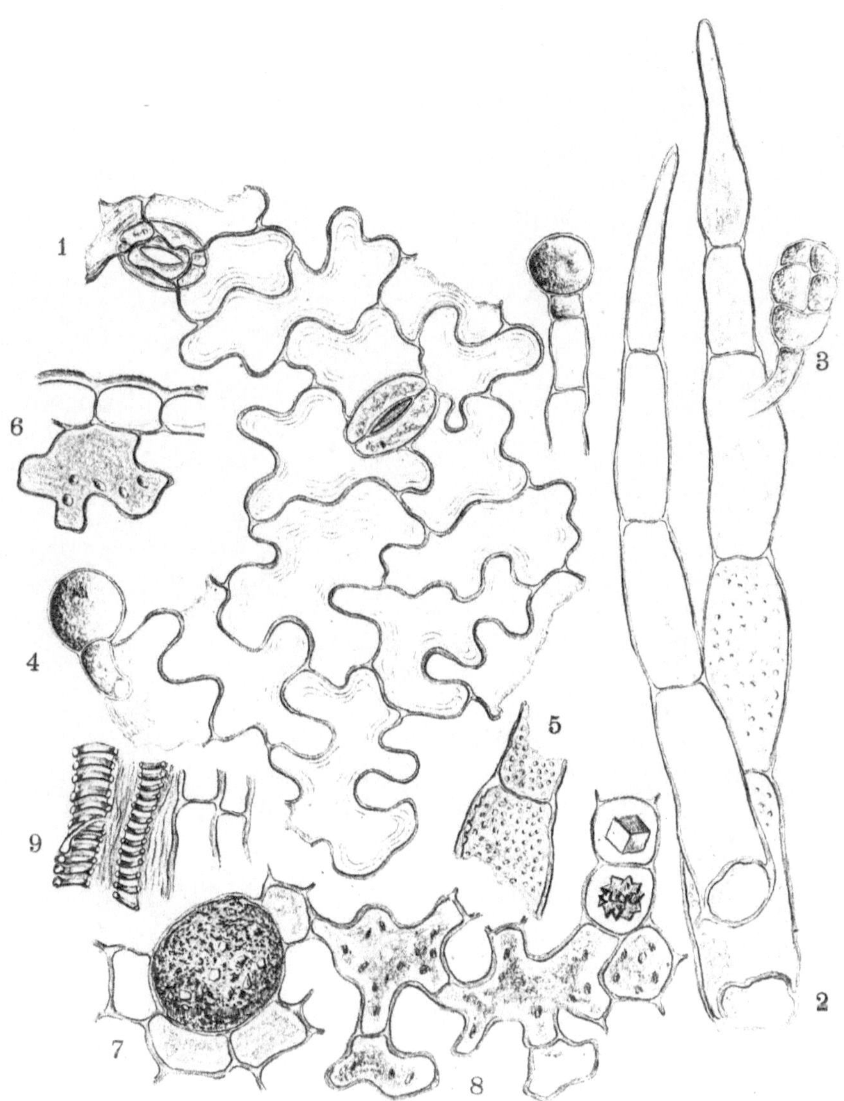

Folia Belladonnae.

1. Epidermis der Unterseite mit Spaltöffnungen.
2. Gliederhaare.
3. Kurzes Drüsenhaar mit mehrzelligem Köpfchen.
4. Kurzes Köpfchenhaar.
5. Bruchstück eines warzigen Gliederhaares.
6. Epidermis der Unterseite im Querschnitt mit einer Parenchymzelle.
7. Krystallsandzelle im Parenchym.
8. Schwammparenchym und zwei Krystallzellen.
9. Bruchstück eines Gefässbündels.

TAFEL XXVII.

FOLIA STRAMONII.

Folia Stramonii

(Ph. Austr. VII. & Germ. III.).

Stechapfelblätter.

Die Epidermis (1) beider Blattseiten besteht aus welligen Zellen mit Spaltöffnungen und zweierlei Haaren: starre, gekrümmte Gliederhaare (4) mit körniger Cuticula und kurze Drüsenhaare (3) mit mehrzelligem Köpfchen. Das Blattparenchym enthält reichlich Kalkoxalat, meist in Form von Krystalldrusen, selten gut ausgebildete Einzelkrystalle, noch seltener Krystallsand. Der Mittelnerv ist von grossen, schlauchförmigen Zellen (8) umgeben, die kein Chlorophyll enthalten, sondern zum Collenchymstrange gehören.

Das Pulver ist fahlgrün, riecht eigenthümlich und schmeckt widerlich bitter.

Im Pulver fallen neben dem grünen Detritus grosse Krystallklumpen (6) und Drusen auf. Reichlich finden sich auch Elemente der Gefässbündel (7) und Fragmente der Oberhaut. Die charakteristischen Haarformen (3) müssen in der Regel aufgesucht werden, doch finden sich dieselben mitunter unversehrt. Die zartzelligen Schläuche (8), welche das Collenchym der Hauptnerven begleiten, sind nicht leicht erkennbar. Selten stösst man auf ein Pollenkorn (5).

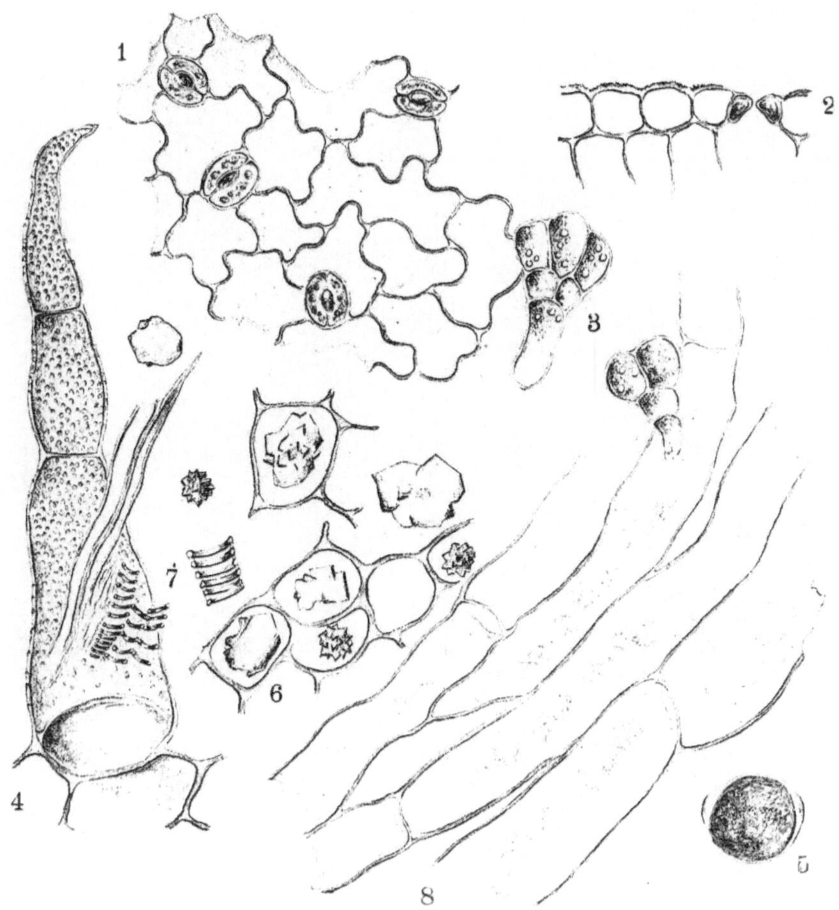

Folia Stramonii.

1. Epidermis der Unterseite mit Spaltöffnungen.
2. Epidermis der Oberseite mit einer Spaltöffnung im Querschnitt.

3 Zwei Drüsenhaare.
4. Warziges Gliederhaar.
5. Pollen.
6. Krystallzellen.

7. Bruchstücke von Gefässen und Bastfasern.
8. Schlauchzellen des Collenchymstranges.

FOLIA (HERBA) HYOSCYAMI.

Folia (Herba) Hyoscyami

Ph. Austr. VII. & Germ. III.).

Bilsenkrautblätter.

Die Epidermis beider Blattseiten (1 u. 2) besteht aus zarten, mehr oder weniger wellig buchtigen Zellen mit kleinen Spaltöffnungen und vier Haarformen (3—6). Längs der Nervatur sind die Oberhautzellen, wie gewöhnlich, gestreckt-polygonal. Das Blattparenchym enthält vorwiegend, oft ausschliesslich, Einzelkrystalle (9).

Das Pulver ist gelblichgrün, widerlich riechend, schwach bitter.

Wie bei Stramonium fallen im Pulver zunächst die Krystalle auf. Unter diesen sind aber Drusen selten, Einzelkrystalle (9) sehr häufig, daneben auch Klumpen und Krystallsand. Dieser Befund allein genügt zur Unterscheidung der beiden Pulver; doch giebt es noch andere Kennzeichen. Im Bilsenkrautpulver sind sehr viele Pollenkörner (8), die Haarformen sind andere: einfache Köpfchenhaare (3), kurze Drüsenhaare mit rosettenförmigem Köpfchen (4), lange weiche und glatte Gliederhaare mit (6) und ohne (5) Drüsenköpfchen, endlich Drüsenzotten (7) von den Blumenblättern. Diese mannigfachen Haarformen aufzufinden, gelingt jedoch erst nach sorgfältiger Durchmusterung mehrerer Präparate.

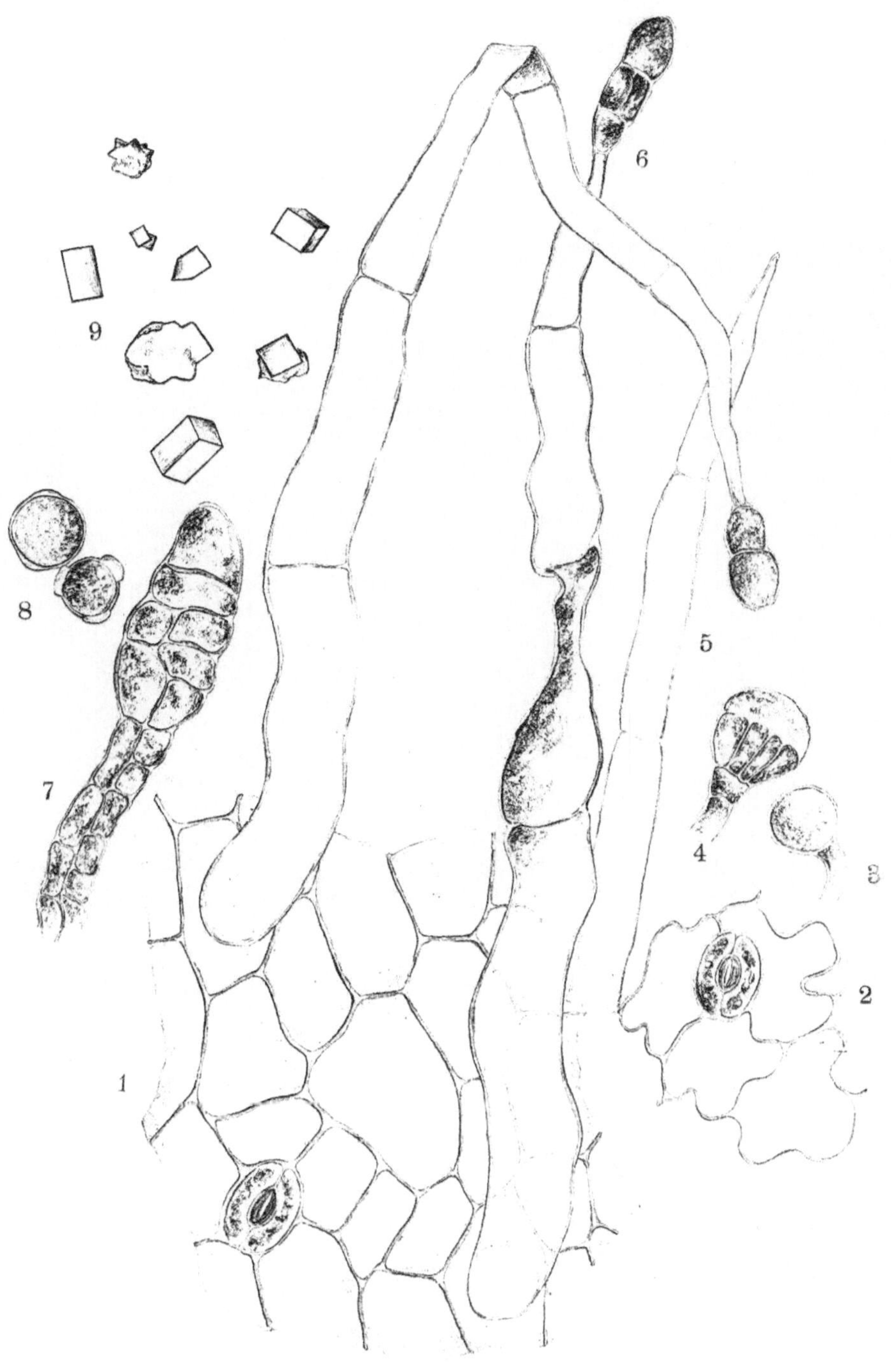

Folia Hyoscyami.

1. Epidermis der Oberseite.
2. Epidermis der Unterseite.
3. Köpfchenhaar.

4. Rosettenhaar.
5. Einfaches Gliederhaar.
6. Gliederhaare mit Drüsenköpfchen.

7. Drüsenzotte.
8. Pollen.
9. Krystalle.

FOLIA NICOTIANAE.

Folia Nicotianae

(Ph. Germ. III.).

Tabakblätter.

Die Epidermis beider Blattseiten ist aus buchtigen Zellen gefügt, mit stellenweise streifiger Cuticula. Spaltöffnungen auf der Unterseite bedeutend zahlreicher als oberseits. Die Haarformen sind dreierlei Art: kurzstielige Drüsenhaare, starre Gliederhaare mit körniger Cuticula und lange schlaffe Gliederhaare mit oder ohne Drüsenkopf. Das Mesophyll enthält reichlich Krystallsand (2) in merklich kleineren Zellen als Belladonna.

Das Pulver der ungebeizten Blätter ist braun, riecht und schmeckt nach Tabak.

Es bedarf ausgiebiger Aufhellung, damit der feinere Bau des Detritus kenntlich werde. Charakteristisch sind die grossen, kurzen und langen Haare mit bauchiger Basalzelle und grossem Drüsenkopfe, der aus einer einzigen, häufiger aus mehreren Zellen zusammengesetzt ist. Spärlicher finden sich drüsenlose, warzige Gliederhaare. Unter den Fragmenten der Fibrovasalstränge finden sich starke Bastfasern und neben Spiralgefässen auch Tüpfelgefässe von den Stengeln.

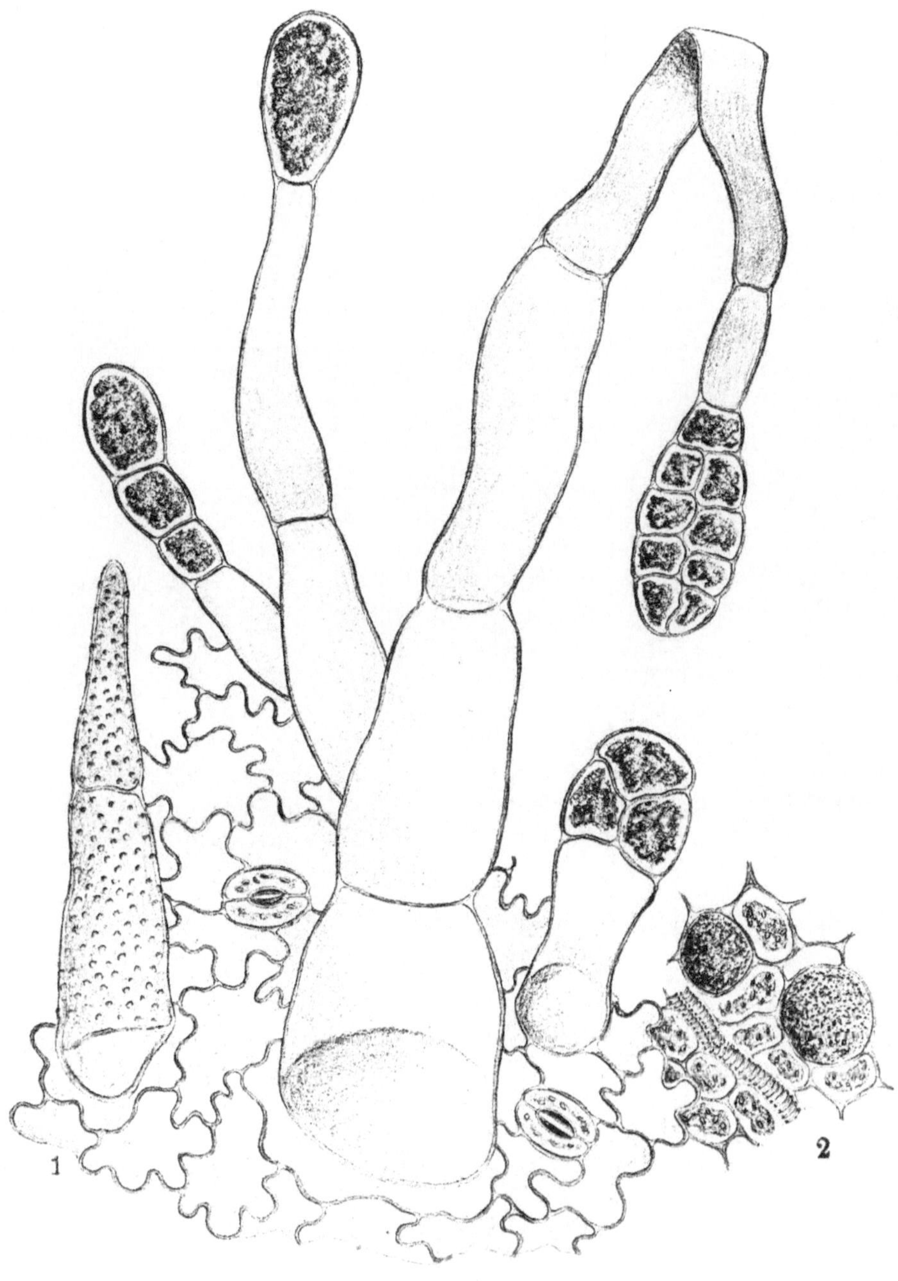

Folia Nicotianae.

1. Epidermis der Oberseite mit Spaltöffnungen und Haaren.

2. Blattparenchym mit zwei Krystall-
sandschläuchen.

TAFEL XXX.

FOLIA UVAE URSI

Folia Uvae Ursi

(Ph. Austr. VII. & Germ. III.).

Bärentraubenblätter.

Die Epidermis beider Blattseiten besteht aus polygonalen Zellen, doch nur auf der Unterseite (3) befinden sich zahlreiche, grosse Spaltöffnungen. Die Palissadenschicht ist mehrreihig (1). Im Mesophyll, reichlicher noch in Begleitung der Bastfaserbündel, findet man ansehnliche Einzelkrystalle (5).

Das Pulver ist grünlichgelb, fast geruchlos, von stark zusammenziehendem Geschmack.

Bei dem Mangel jeglicher Haarbildung bietet das Pulver keine augenfälligen histologischen Elemente. Bemerkenswerth ist die starke Cuticula (1 u. 4) der grosszelligen Oberhaut und der Krystallbelag der Bastfasern (5).

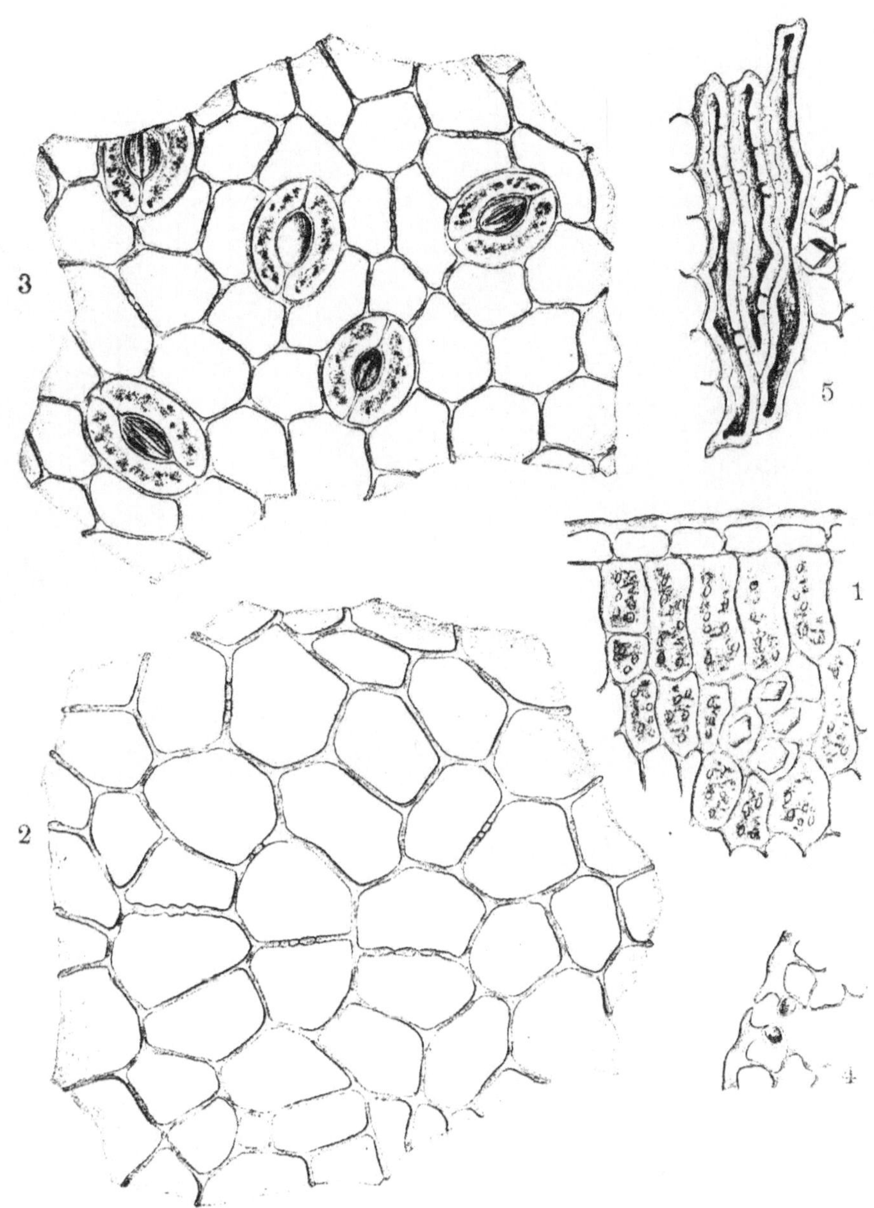

Folia Uvae ursi.

1. Querschnitt der Oberseite.
2. Epidermis der Oberseite.
3. Epidermis der Unterseite.
4. Spaltöffnung im Querschnitt.
5. Fasern aus dem Blattnerven mit Krystallkammerfasern.

FOLIA MATÉ.

Folia Maté.

Herba Paraguayensis, Paraguay-Thee, Maté.

Die aus grob zerstossenen Blättern bestehende Droge riecht loheartig und schmeckt adstringirend bitterlich.

Charakteristisch ist die kleinzellige Epidermis der Blattunterseite (2) mit verhältnissmässig grossen, ungemein dicht stehenden Spaltöffnungen. Die Epidermis der Blattoberseite (4) ist frei von Spaltöffnungen, ihre Zellen sind bedeutend dickwandiger. Die Palissadenschicht (1) längs derselben ist doppelt, stellenweise sogar dreifach. Im Mesophyll finden sich Oxalatdrusen, längs der Gefässbündel ansehnliche Einzelkrystalle (6).

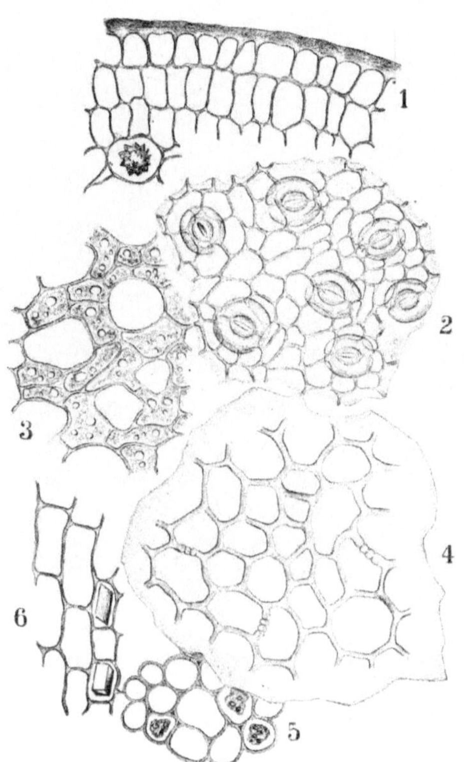

Folia Maté.

1. Querschnitt durch die Oberseite.
2. Epidermis der Unterseite.
3. Schwammparenchym.
4. Epidermis der Oberseite mit
   breitem Cuticular-Rande.
5. Palissadenzellen in der
   Flächenansicht.
6. Strangparenchym mit Krystallen.

FOLIA COCA.

HERBA SABINAE.

Folia Coca

(Ph. Austr. VII.).

Cocablätter.

Die Epidermis besteht beiderseits aus polygonalen Zellen, die jedoch auf der Unterseite gebukelt sind (3). Als Ausdruck dieses Bukels erscheinen in der Flächenansicht die Zellen mit einem Ring (4). Spaltöffnungen nur unterseits; sie besitzen zwei nicht gebukelte Nebenzellen. Die Gefässbündel sind von Krystallkammerfasern (5) begleitet; einzelne Krystalle auch im Blattparenchym.

Das Pulver ist grünlichgelb, fast geruchlos, schwach bitter.

Zuerst fallen im Pulver die Krystalle (5) und die mit Krystallen belegten Bastfaserbündel auf. Sodann finden sich immer Bruchstücke der Oberhaut von beiden Seiten und im Querschnitte. Besonders charakteristisch ist die Epidermis der Blattunterseite wegen der gebukelten Zellen. Haarbildungen fehlen.

Herba Sabinae

(Ph. Austr. VII.).

Frondes, Summitates Sabinae, Sevenkraut, Sadekraut.

Die Oberhaut ist auf beiden Blattseiten gleich, aber die Spaltöffnungen sind verschieden angeordnet. Unterseits (aussen) sind sie zu beiden Seiten des Kieles in je 4 Reihen, oberseits (innen) in zwei convergirenden Streifen. Querschnitte zeigen unter der Oberhaut (1) eine Faserschicht, darunter eine stellenweise doppelte Palissadenschicht, in der Mitte ein Gefässbündel, welches nach beiden Seiten durch dickwandige Zellen verstärkt ist. Vor dem Gefässbündel liegt ein grosser (schizogener) Oelraum.

Das Pulver ist grünlichgelb, aromatisch, widerlich schmeckend.

Das Sevenkraut besitzt nur ein charakteristisches Gewebe, d. i. die Oberhaut (2) mit den porösen Zellwänden und den gestreckten Spaltöffnungen. Die langen Fasern (3) des Hypoderma sind nur dann diagnostisch von Werth, wenn sie noch in Verbindung mit Oberhaut zur Anschauung kommen. Von den Oeldrüsen in der Rückseite der Blättchen ist in feinen Pulvern nichts zu sehen. Krystalle fehlen.

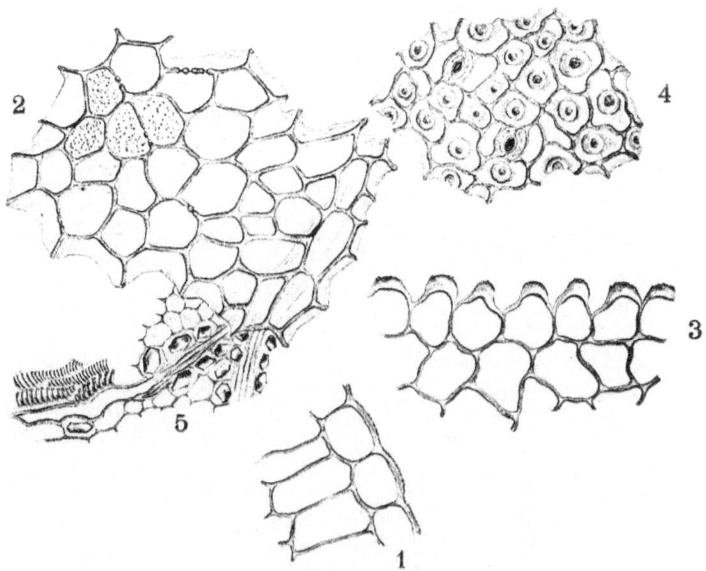

Folia Coca.

1. Epidermis der Oberseite im Querschnitt.   3. Epidermis der Unterseite im Querschnitt.

2. Dieselbe in der Flächenansicht.   4. Dieselbe in der Flächenansicht.

5. Fragment eines Gefässbündels.

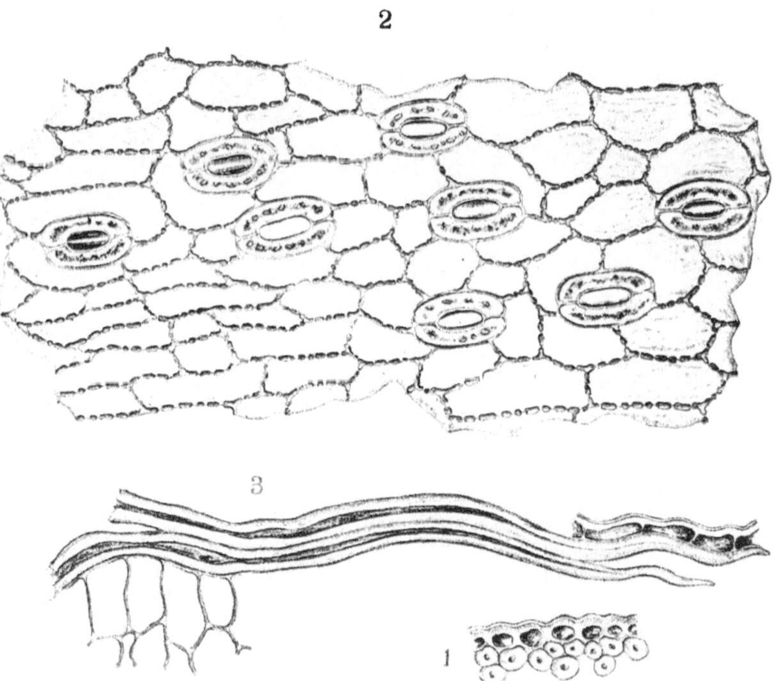

Herba Sabinae.

1. Oberhaut und Fasern im Querschnitt.   2. Oberhaut in der Flächenansicht.   3. Oberhaut, Fasern und Blattparenchym im Längsschnitt.

HERBA CANNABIS INDICAE.

Herba Cannabis Indicae

(Ph. Austr. VII.).

Summitates Cannabis Indicae, Hanfkraut, Haschisch.

Die Oberhaut ist auf beiden Blattseiten wenig verschieden, jedoch trägt sie nur unterseits (1) Spaltöffnungen, und hier sind die Haare meist bedeutend länger. Ausser den starren (verkieselten), gegen die Blattspitze gekrümmten Haaren (9) finden sich noch dreierlei Drüsenhaare: sitzende Scheibendrüsen (4), dieselben auf einem parenchymatischen Stiele sitzend (Zotten, 7) und kleine Drüsen mit ein- oder zweizelligem Köpfchen. Das Blattparenchym führt reichlich Krystalldrusen (3) aus Kalkoxalat.

Das Pulver ist braun, riecht schwach und schmeckt fast gar nicht.

Das Gesichtsfeld ist erfüllt mit Haaren (9) und gelben Klumpen. Die Haare lassen sofort ihre charakteristische Form, mitunter auch die in der basalen Anschwellung liegenden Cystolithen (aus Calciumcarbonat) erkennen. Sie sind immer einzellig, oft stumpfwarzig (10). Die gelben Klumpen werden durch Chloralhydrat allmälig sehr schön aufgehellt und erweisen sich dann als Zotten mit rosettenförmigen Drüsenköpfchen (7). Die meisten der letzteren sind von ihren Trägern abgefallen und gleichen dann den kurzgestielten Drüsen (4). Charakteristisch sind auch die Gefässbündelfragmente durch die Milchsaftschläuche (5). Ganz vereinzelt finden sich Pollenkörner (6), Oxalatdrusen und die charakteristischen Gewebe der Fruchtschale (8, Oberhaut, Fruchtparenchym aus ungemein zierlich buchtigen Zellen und Palissaden).

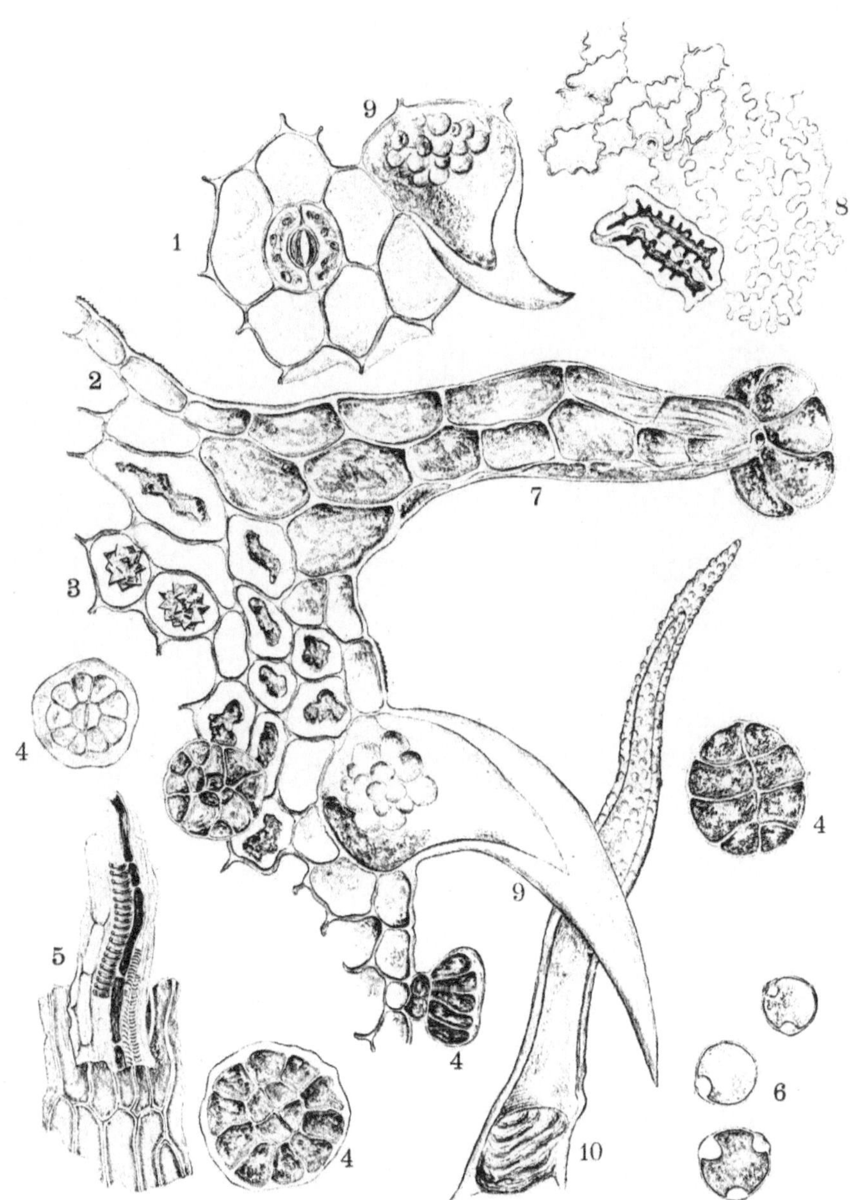

Herba Cannabis Indicae.

1. Epidermis der Unterseite des Blattes.
2. Querschnitt der Unterseite des Blattes.
3. Blattparenchym mit Krystalldrusen.
4. Scheibendrüsen von oben, unten und seitlich gesehen.
9. Haar mit Cystolithen.

5. Fragment eines kleinen Gefässbündels mit einem Milchsaftgefäss; darunter die Oberhaut.
6. Pollen.
7. Drüsenzotte.
8. Gewebe der Fruchtschale.
10 Warziges Haar.

HERBA CONII.

Herba Conii

(Ph. Austr. VII. & Germ. III.).

Schierlingskraut

An Querschnitten durch den Stengel sieht man die isolirten Gefässbündel um die Markhöhle gelagert. An der Aussenseite eines jeden Bündels liegt ein Collenchymstrang, Zwischen diesem und dem Gefässbündel befindet sich ein Secretraum mit gelbbraunem Inhalt, deren mehrere sind im Baste (Phloëm). — Die Oberhaut ist auf beiden Blattseiten wenig verschieden, unterseits (3) sind jedoch die Spaltöffnungen viel zahlreicher. Bemerkenswerth ist die Art, wie die spärlichen (nur in den Blattzipfeln oberhalb der Nervenenden vorkommenden) Spaltöffnungen der Blattoberseite zwischen zwei Oberhautzellen eingefügt sind (2). Haarbildungen fehlen, was deshalb wichtig ist, weil das Schierlingskraut oft mit behaarten Umbelliferen und anderen Pflanzen vermischt ist. Krystalle sind keine erkennbar, nach Zusatz von Schwefelsäure schiessen jedoch Büschel von Gypsnadeln an.

Das Pulver ist gelblichgrün, riecht widerlich und schmeckt salzig bitterlich.

Charakteristisch sind die bisquitförmigen Pollenkörner (6), die jedoch nicht in grosser Menge vorkommen. Noch spärlicher finden sich die durch starke Netzverdickung ausgezeichneten Fragmente der Antheren (5). Die Oberhäute sind zart, streifig. Ziemlich reichlich finden sich im Pulver Collenchym- und Fibrovasalstränge, doch gelingt es nur ausnahmsweise, die Secretgänge deutlich zu unterscheiden.

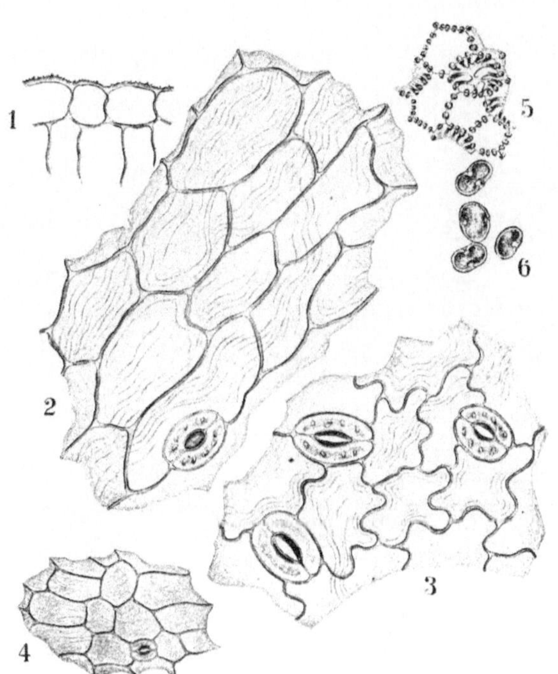

Herba Conii.

1. Oberhaut des Blattes im Querschnitt.
2. Epidermis der Oberseite.
3. Epidermis der Unterseite.
4. Epidermis des Blumenblattes.
5. Auskleidung (Endothel) des Pollensackes.
6. Pollenkörner.

HERBA LOBELIAE.

Herba Lobeliae

(Ph. Austr. VII & Germ. III.)

Lobeliakraut.

Die Epidermis der oberen Blattseite besteht aus polygonalen, die der Unterseite aus buchtigen Zellen mit kleinen Spaltöffnungen (1). Beiderseits starre einzellige Haare (2). — Die Stengel besitzen einen starken Holzkörper und eine dünne Rinde, in deren Bast (Phloëm) zahlreiche Milchsaftschläuche verlaufen (6). — Die zarte Blumenkrone zeigt an verschiedenen Stellen ein abweichendes Bild. Unterseits (3) besteht die Oberhaut aus gestreckten, buchtigen Zellen; oberseits (4) sind die Zellen stellenweise polygonal und zu mehr oder weniger langen Papillen ausgewachsen. — Die Kapselwand zeigt die derben Gefässbündel (9) in netzförmiger Verbindung. Die Oberhaut der Aussenseite trägt Spaltöffnungen (10), an der Innenseite liegt unter der Oberhaut eine stellenweise 2—4fache Schicht gewellter Zellen mit dicker, poröser Wand (8). — Die Samenschale ist ausgezeichnet durch ihre grosszellige, derbe Oberhaut (11).

Das Pulver ist bräunlichgrün, geruchlos und schmeckt scharf wie Tabak.

In jedem seiner Bestandtheile, in den Stengeln, den Blättern, den Blüthen und Früchten bietet das Lobelienkraut eigenartige Geweheformen. Am auffallendsten und in jedem Präparate vorfindlich sind die violetten Blumenblätter mit verschieden gestalteter Oberhaut und kurzen und langen, bis haarförmigen Papillen (4). Nicht weniger charakteristisch sind durch eigenartige Verdickung die grossen braunen Zellen der Samenschale (11) und die buchtigen Zellen der Kapselwand (8). Die Oberhaut der beiden Blattseiten ist an sich wenig charakteristisch, aber sie wird es durch die langen, einzelligen Haare mit streifiger Cuticula (2). Bruchstücke derselben finden sich häufig. Die Gefässbündelfragmente (5) zeigen mitunter Tüpfelgefässe mit leiterförmiger Querwand und es gelingt sogar, im Baste die engen Milchsaftschläuche (6) zu unterscheiden. Vereinzelt kommen auch Pollenkörner vor (7).

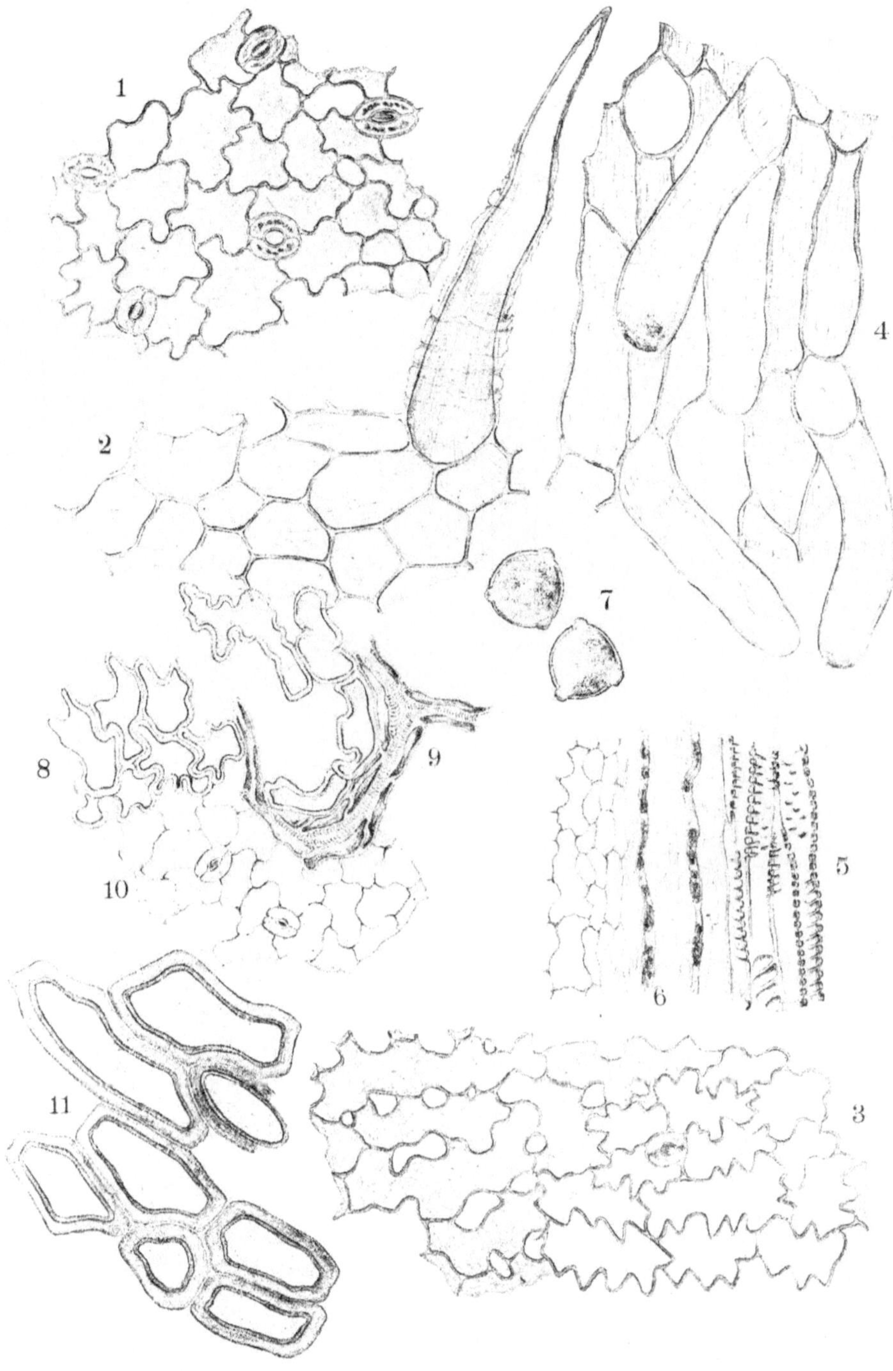

Herba Lobeliae.

1. Epidermis der Blattunterseite.
2. Epidermis der Blattoberseite.
3. Epidermis und Schwamm-parenchym der Blumenkrone unterseits.

4. Epidermis der Blumenkrone oberseits.
5. Gefässbündel aus dem Stengel.
6. Milchsaftschläuche im Baste.
7. Pollenkörner.

8. Sklerotische Zellschicht der Kapselwand.
9. Gefässbündel derselben.
10. Aeussere Epidermis derselben.
11. Oberhaut der Samenschale.

HERBA ABSINTHII.

Herba Absinthii

(Ph. Austr. VII. & Germ. III.)

Wermutkraut.

Die Epidermis der Blätter besteht beiderseits aus buchtigen Zellen mit Spaltöffnungen und Haaren. Die Haare sind zweierlei Art: 1. auf kurzem Stiele liegt quer eine sehr lange und dünnwandige Endzelle (3); 2. sitzende Drüsen mit etagenförmigem Köpfchen (1). — Dieselben Haare finden sich auch auf den Blättchen des Hüllkelches. Diese sind nur in der Umgebung des einzigen Nerven grün, der häutige Rand wird von der Oberhaut allein gebildet (5). — Der Blüthenboden trägt Spreuhaare, die auf mehrzelligem Stiele eine spatel- oder bandförmige Endzelle tragen (7). — An der Aussenseite der Kronenröhre (8) sitzen Etagendrüsen. — Die Narben sind dicht mit Papillen besetzt. — Die Staubfäden haben eine derbe Spitze; ihre Pollenfächer sind von einer Oberhaut ausgekleidet, deren Zellen leiterförmig verdickt sind (9). — Die Pollenkörner (10) sind glatt, dreiporig.

Das Pulver ist grünlichgelb, hat einen eigenthümlichen Geruch und schmeckt stark bitter.

Der Wermut besitzt in den T-förmigen Haaren (3) ein charakteristisches Formelement. Dieselben sind auch im feinsten Pulver, nachdem es durch Chloralhydrat aufgehellt ist, leicht kenntlich vorhanden. Ein zweites charakteristisches, aber spärlicher anzutreffendes Element sind die bandförmigen Haare (7) des Blütenbodens. Sehr häufig finden sich im Gesichtsfelde Pollenkörner (10) und Gefässbündelfragmente, seltener die anderen Gewebe: die Epidermis der Ober- und Unterseite (2 u. 4), schwach verdickte Steinzellen und mit kleinen Krystalldrusen besetztes Parenchym des Hüllkelches (6), das zierlich verdickte Gewebe der Staubfäden (9), sehr selten eine Etagendrüse.

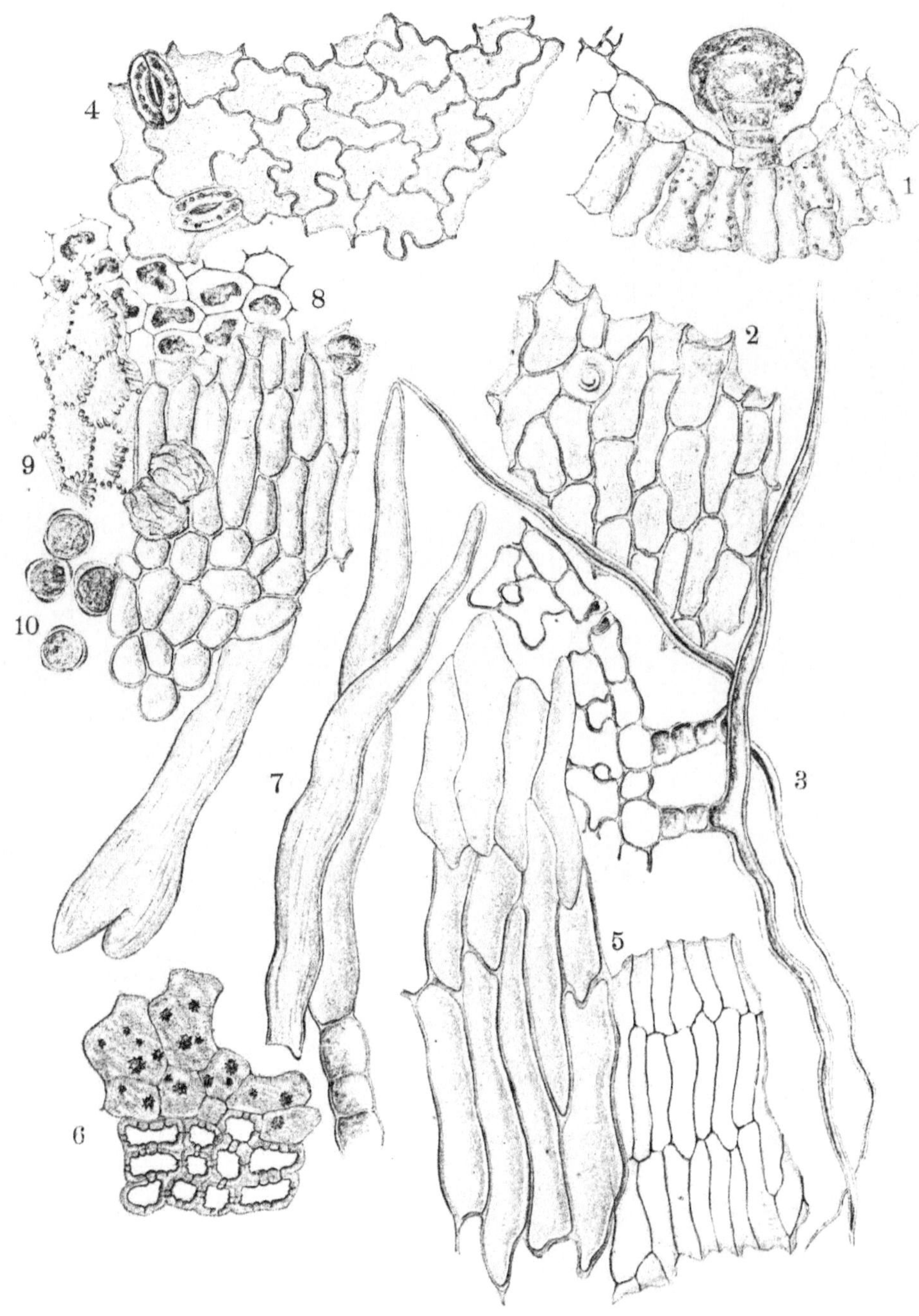

Herba Absinthii.

1. Querschnitt der Blattoberseite mit einer Etagendrüse.
2. Epidermis der Blattoberseite.
3. Querschnitt der Blattunterseite mit T-förmigen Haaren.
4. Epidermis der Blattunterseite.
5. Oberhaut und Faserschicht am Rande der Hüllkelchblättchen.
6. Gewebe am Grunde der Hüllkelchblättchen.
7. Spreuhaare des Blüthenbodens.
8. Oberhaut und Parenchym der Kronenröhre.
9. Endothel der Pollenkammer.
10. Pollenkörner.

TAFEL XXXVII.

HERBA CARDUI BENEDICTI.

Herba Cardui benedicti

(Ph. Germ. III.).

Folia Cardui benedicti, Kardobenedikt.

Die Oberhaut der Laubblätter besteht aus wellig-buchtigen Zellen und trägt beiderseits Spaltöffnungen, Gliederhaare (1), in der Jugend auch Drüsenhaare. Die Blätter des Hüllkelches haben unter der zarten Oberhaut eine Steinzellenschicht mit Krystallen (2 u. 3), an der Innenseite eine doppelte Faserschicht (4 u. 5). Der Blüthenboden ist mit dicken und langen Zotten besetzt (8). Der Fruchtknoten besitzt innerhalb seines Steinzellenmantels (9) ein gestrecktes Schwammparenchym mit wetzsteinförmigen Krystallen (10). Der Pappus trägt starre Borsten und vielzellige Drüsenhaare (6). Die Perigonröhre besitzt ein eigenthümlich verdicktes Parenchym (7), die ihr eingefügten Staubfäden tragen derbwandige Papillen (11). Die Staubbeutel sind an der Aussenseite durch eine Schicht sklerotischer Fasern verstärkt, innen von knotig verdickten Zellen ausgekleidet (12).

Das Pulver ist pistaziengrün, geruchlos, bitter.

Die zahlreichen charakteristischen Gewebeformen sind mit einiger Mühe in aufgehellten Präparaten aufzufinden, dazu die ebenfalls charakteristischen Pollenkörner (13). Freilich kommen im Pulver ausserdem eine Menge Gewebefragmente vor, die ebensogut einem anderen Kraute angehören könnten.

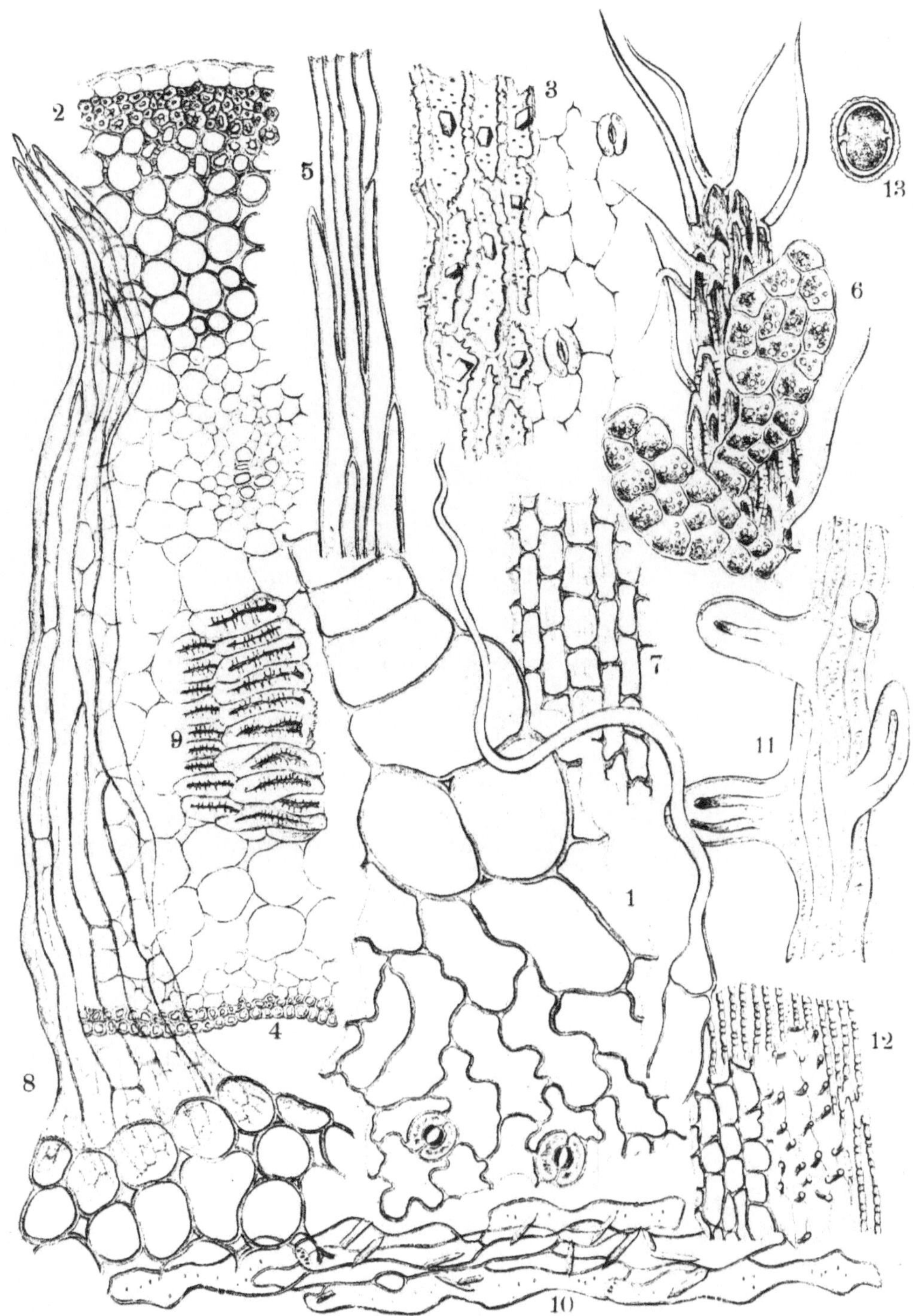

Herba Cardui benedicti.

1. Oberhaut des Laubblattes mit der Basis eines Gliederhaares, dessen peitschenförmiges Ende rechts liegt.

2. Hüllkelchblatt im Querschnitt.

3. Oberhaut und sklerotisches Hypoderma d. Hüllkelches (2) in der Flächenansicht.

4. Innere Seite d. Hüllkelchblattes.

5. Dieselbe in der Flächenansicht.

6. Pappus.

7. Kronenröhre.

8. Zotte vom Blüthenboden.

9. Steinparenchym des Fruchtknotens.

10. Schwammparenchym d. Fruchtknotens.

11. Oberhaut des Staubfadens.

12. Gewebeschichten des Pollensackes.

13. Pollen.

FLORES CINAE.

Flores Cinae

(Ph. Austr. VII. & Germ. III.)

Semen Cinae, Wurmsamen, Zitwersamen.

Die Blättchen des Hüllkelches besitzen eine grosszellige Oberhaut mit Spaltöffnungen und langen schlaffen Haaren. Zu beiden Seiten des Nerven sitzen Drüsen, welche meist aus zwei übereinander gelagerten Zellenpaaren bestehen (3 u. 4). Das grüne Blattparenchym findet sich nur in der Umgebung des Gefässbündels, der Blattrand besteht nur aus der durchsichtigen Oberhaut. Viele Zellen enthalten kleine Oxalatdrusen. Auf der Oberhaut liegen mitunter Einzelkrystalle, welche in Alkohol und Kalilauge sich lösen (Santonin?).

Das Pulver ist grünlichgelb und riecht eigenthümlich stark.

Das auffallendste Element im Pulver sind die kugeligen, meist deutlich dreiporigen Pollenkörner (12). Sie finden sich reichlich, in jedem Gesichtsfelde zu mehreren. Fragmente der Oberhaut mit grossen Spaltöffnungen (1), Schliesszellen allein (6), das Zellgewebe des Schuppenrandes (7), Elemente der Gefässbündel (8—11), endlich Krystalle (13) sind leicht aufzufinden. Dagegen sind die charakteristischen Drüsen (3 u. 4) mit etagenförmigem Bau und die langen, einzelligen Haare (5) wegen ihrer Zartheit meist zerrieben. Ihre Bruchstücke sind in dem Detritus nur mit einiger Mühe und in der Regel nicht sicher erkennbar.

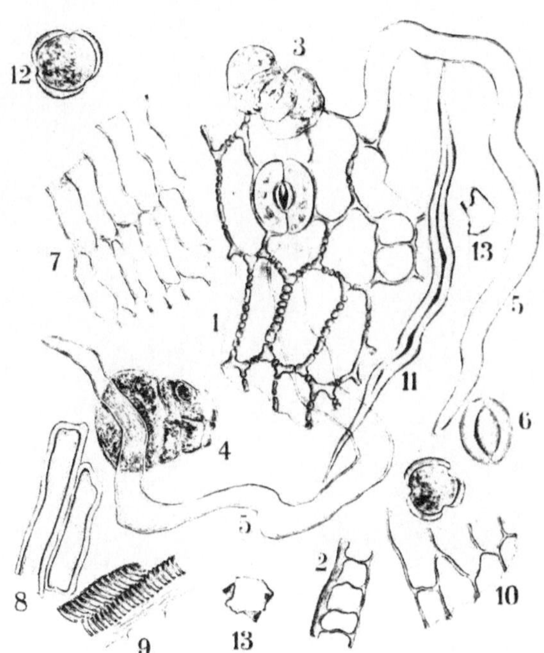

Flores Cinae.

1. Epidermis einer Hüllkelchschuppe.
2. Dieselbe im Querschnitt.
3. Etagendrüse von oben gesehen.
4. Dieselbe in seitlicher Ansicht.
5. Haare.
6. Isolirtes Schliesszellenpaar.
7. Rand der Hüllkelchschuppe.

8. Steinzellen
9. Gefässe
10. Parenchym   aus dem Gefässbündel.
11. Faser
12. Pollen.
13. Krystalle.

FLORES CHAMOMILLAE VULGARIS.

Flores Chamomillae vulgaris

(Ph. Austr. VII. & Germ. III.).

Gemeine Kamillen, Kleine Kamillen.

Die Blättchen des Hüllkelches sind von einem Gefässbündel durchzogen, das nach beiden Seiten hin durch sklerotische Zellen verstärkt und an der Innenseite von einem Balsamgang begleitet ist. Die beiderseitige Oberhaut greift über das grüne Blattparenchym hinaus und bildet einen häutigen Rand (3). — Der hohle Blüthenboden besteht aus lückigem, von Gefässbündeln und Balsamgängen durchzogenem Parenchym (4); die Oberhaut quillt in Wasser leicht auf. — Der Fruchtknoten erscheint am Querschnitte durch vergrösserte Epidermiszellen gerippt. Er ist mit meist 8zelligen Etagendrüsen (s. Taf. XL,6) besetzt; sein Parenchym enthält Oxalatdrusen. — Das Gewebe der röhrigen Blumenkrone ist im unteren Theile ein lückiges Parenchym, weiter nach oben besteht die Röhrenwand fast nur aus der beiderseitigen Oberhaut mit an verschiedenen Stellen ungleich gestalteten, an den Kronlappen papillösen Zellen. Die Oberseite des Zungenblattes ist ebenfalls papillös (7). — Der Griffel (10) enthält einen Balsamgang, die Narbe ist dicht mit Papillen besetzt. — Die Staubbeutel enthalten in ihren frühzeitig aufspringenden Fächern dreiporige Pollenkörner (11).

Das Pulver ist bräunlichgelb, eigenthümlich aromatisch.

Die Pollenkörner (11) mit fein punktirter und stacheliger Exine finden sich reichlich im Gesichtsfelde und sind das leitende Element. In Chloralhydrat hellt sich das Pulver nach längerer Zeit so schön auf, dass die zartesten Gewebe gut kenntlich werden, so das zierliche Endothel und Kammergewebe der Antheren (9), die Griffelnarben mit den Papillen (10), verschiedene wellig buchtige Oberhäute (1 u. 5), sitzende Drüsenhaare von etagenförmigem Bau, das zu einem häutigen Rande sich verdünnende Blatt des Hüllkelches (2 u. 3), die Papillen (7) und das kammartige Schwammparenchym (6) der Zungenblüthen, die derben Spitzen der Röhrenblüthen (8) und die ihnen ähnlichen Spitzen der Antheren, schizogene Balsamgänge mit dunkelgelbem Inhalt. Da mehr oder weniger Stengeltheile mit vermahlen werden, kommen im Pulver auch ansehnliche Gefässbündel mit Steinzellen, Drusen und Einzelkrystalle vor, seltener Fragmente der Laubblätter mit zarter gestrecktzelliger Oberhaut (12).

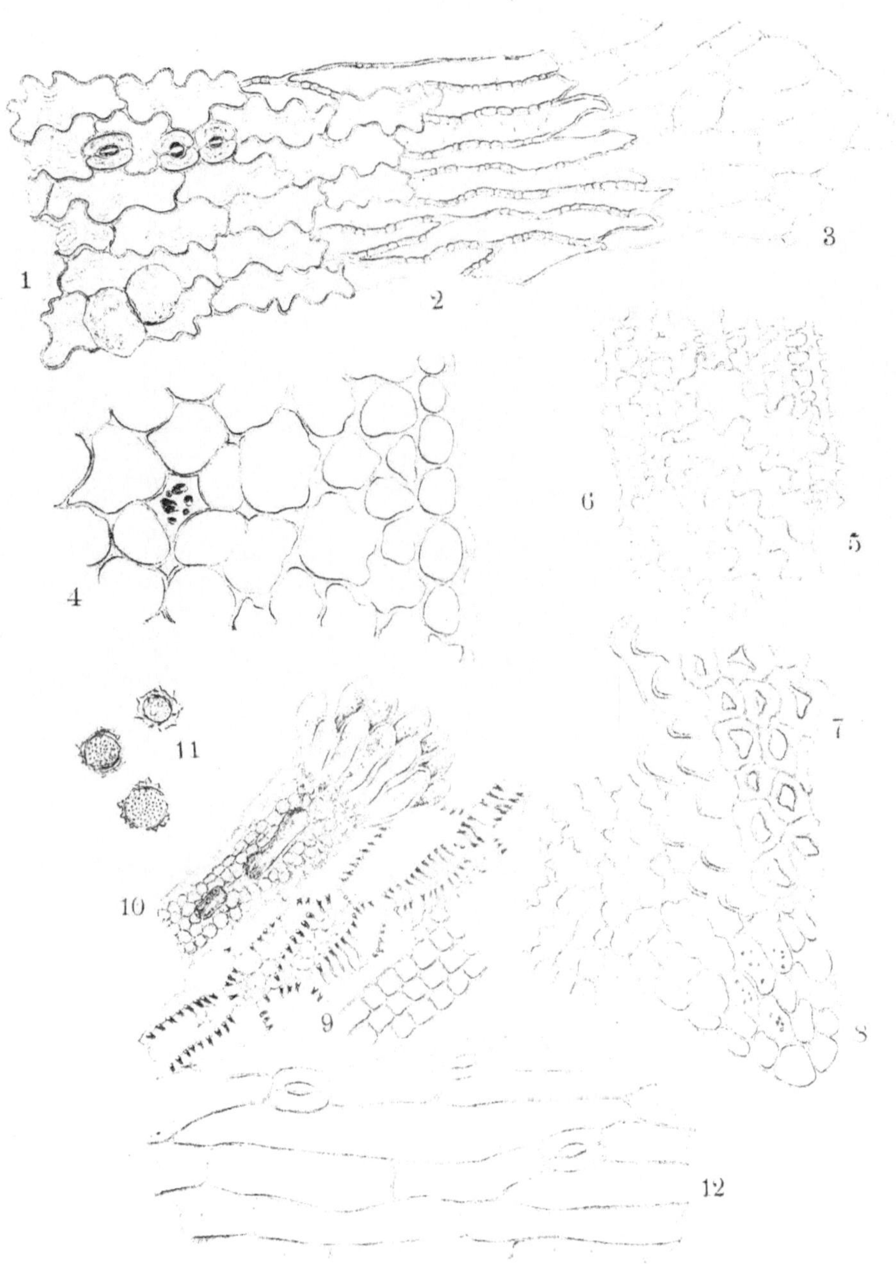

Flores Chamomillae vulgaris.

1. Oberhaut des Hüllkelchblätt-
2. Faserschicht,   [chens,
3. Rand desselben.
4. Blüthenboden im Querschnitt mit einem intercellularen Balsamgange.

5. Oberhaut der Zungenblüthe.
6. Schwammparenchym derselben.
7. Papillöse Oberhaut der Zungenblüthe.
8. Oberhaut am Zipfel einer Röhrenblüthe.

9. Gewebe des Pollensackes.
10. Narbe mit Papillen und einem centralen Balsamgang.
11. Pollenkörner.
12. Oberhaut des Laubblattes.

FLORES PYRETHRI.

Flores Pyrethri.

Flores Chrysanthemi insecticidi, Insektenpulver.

Das Pulver ist gelb, hat einen schwachen eigenthümlichen Geruch und schmeckt bitterlich.

Das mikroskopische Bild des Insektenpulvers hat die grösste Aehnlichkeit mit dem Pulver der kleinen Kamillen. Dieselben Pollenkörner und dieselben Gewebeformen finden sich bei beiden, die Figuren der Tafeln XXXIX und XL ergänzen sich daher gegenseitig. Ein auszeichnendes Merkmal besitzt das Insektenpulver in den T-förmigen Haaren (4). Sie sind jedoch schwer unversehrt aufzufinden, die lange spindelförmige Querzelle ist von dem meist dreizelligen Stiele fast immer abgetrennt. — In grosser Menge sitzen diese Haare auf den grünen Pflanzentheilen, besonders auf den Blättern, sodass ihr reichliches Vorkommen im Pulver schliessen lässt, dass nicht die Blüthen allein, sondern das ganze Kraut gemahlen wurde.

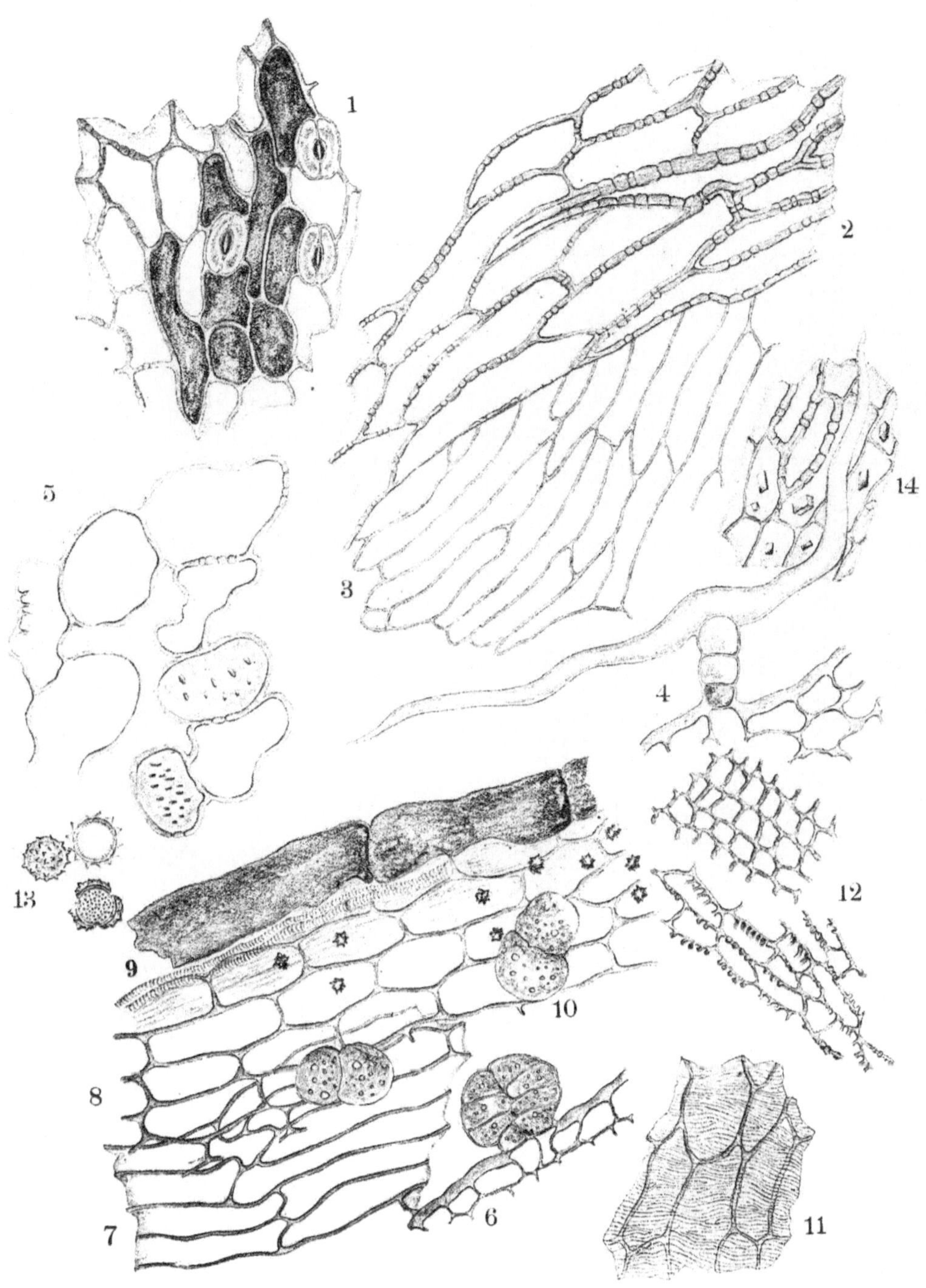

Flores Pyrethii.

1. Oberhaut des Hüllkelchblätt-
chens.

2. Faserschicht.

3. Rand desselben.

4. T-Haar, auf dem Blüthenboden
sitzend.

5. Lückiges Parenchym des Blüthenbodens.

6. Oberhaut des Fruchtknotens
im Querschnitt.

7. Dieselbe in der Flächenansicht.

8. Gewebe des Fruchtknotens.

9. Balsamgang.

10. Etagendrüse von oben.

11. Oberhaut der Blumenkrone.

12. Gewebe der Pollenkammer.

13. Pollenkörner.

TAFEL XLI.

FLORES KOSO.

Flores Koso

(Ph. Austr. VII. & Germ. III.).

Flores Brayerae, Koso, Kousso.

Die grünen Stützblätter des Blüthenstandes (Bracteen) und die Vorblätter der Einzelblüthen, der Unterkelch und die an seinem Rande inserirten zarten Kelchblätter zeigen den typischen Blattbau, nur sind die letzteren nicht grün und entbehren der Palissadenschicht. Das Mesophyll enthält Oxalatkrystalle. Die Epidermis besteht beiderseits aus polygonalen, stellenweise gewellten Zellen, die auf den grünen Blättern derb (4 u. 5), auf den Kelchblättern (1) viel zarter sind; sie trägt Spaltöffnungen und dreierlei Haarformen: starre einzellige Haare (2) und gestielte Drüsenhaare (6) mit ein- oder mehrzelligem Köpfchen.

Das Pulver ist röthlichgelb, fast geruchlos. Es schmeckt schwach zusammenziehend, dann unangenehm bitter.

Die einzelligen derbwandigen Haare von sehr verschiedener Grösse (2) beherrschen das Gesichtsfeld. Dazu kommen reichlich Elemente der Gefässbündel aus den dicken Stielen der Inflorescenz [Spiral- und Tüpfelgefässe (10), Bastfasern], Steinzellen (9) in verschiedenen Verdickungsgraden. Die charakteristischen Drüsenhaare (6) mit gekrümmtem Stiele und meist vierzelligem Köpfchen sind nur ausnahmsweise erhalten, ebenso die zarte Oberhaut der Kelch- und Blumenblätter (1 u. 7). Leicht kenntlich, aber selten sind die Fragmente der grünen Bracteen (4, 5 u. 8).

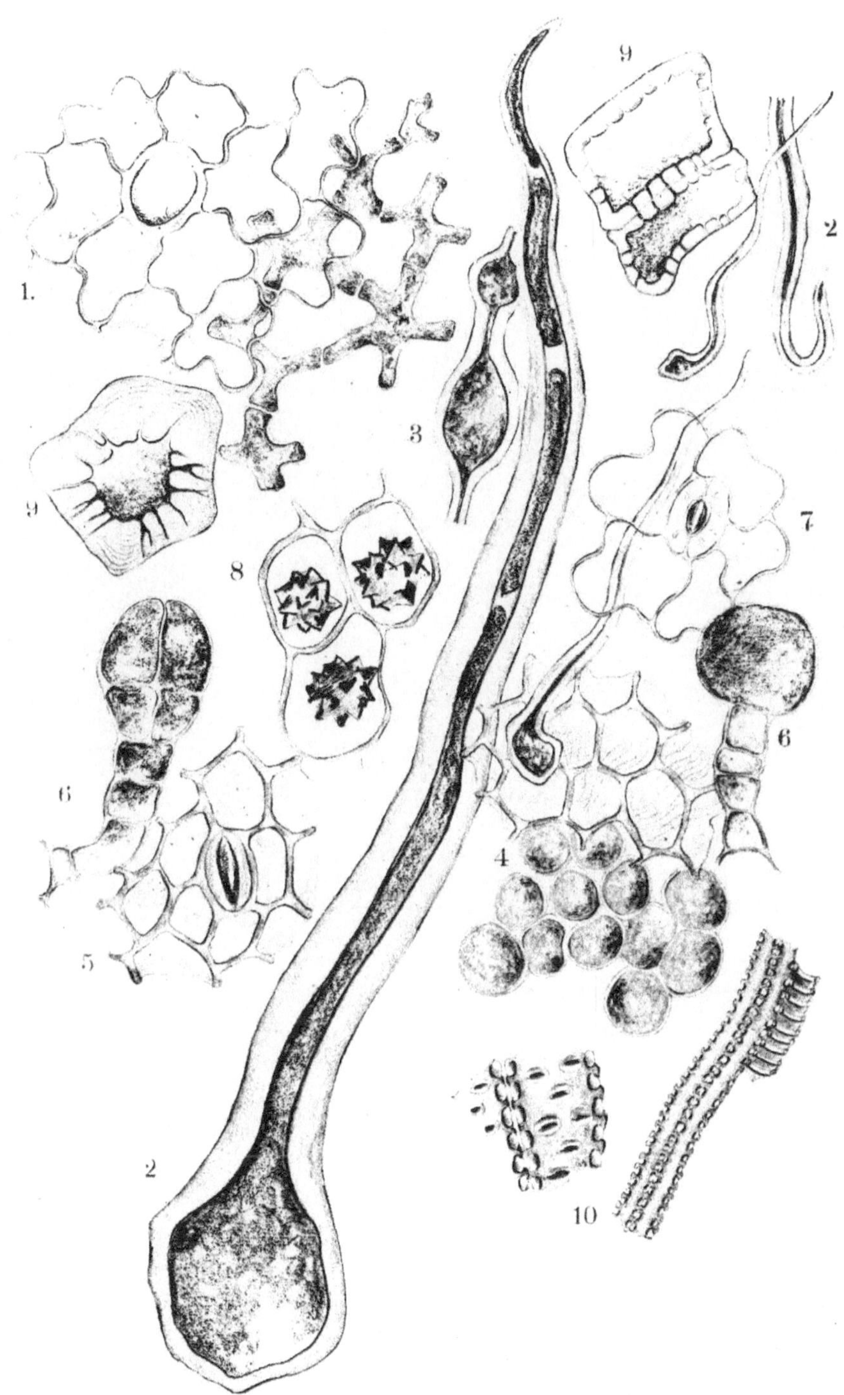

Flores Koso.

1. Epidermis der Unterseite eines Kelchblättchens; darunter Sternparenchym.
2. Blatt- und (rechts oben) Blüthenhaare.
3. Bruchstück eines Haares mit erweitertem Lumen.
4. Epidermis der Oberseite eines grünen Hochblattes, darunter Palissadenparenchym.
5. Epidermis der Unterseite eines grünen Hochblattes.
6. Zwei Formen von Drüsenhaaren.
7. Epidermis des Blumenblattes.
8. Krystallzellen aus dem Blattparenchym.
9. Steinzellen und
10. Bruchstücke von Gefässen aus dem Stengel.

Caryophylli

(Ph. Austr. VII. & Germ. III.).

Gewürznelken.

Die Epidermis (4) ist kleinzellig und stark cuticularisirt, an den einzelnen Blüthentheilen nicht wesentlich verschieden. Ein Querschnitt durch den Fruchtknoten zeigt knapp unter der Oberhaut einen doppelten oder dreifachen Kranz grosser Oelräume, weiterhin einen Kranz von Gefässbündeln. Das Parenchym wird nach innen zu collenchymatisch derb und lückig. Es enthält Oxalatdrusen. Erwärmt man die Schnitte in Kalilauge, dann treten bald Krystallnadeln (Eugenol?) auf (3). — Blumenblätter, Griffel und Staubfäden besitzen dieselben Gewebeformen, sie enthalten insbesondere auch Oelräume.

Das Pulver ist gelblichbraun. Es riecht und schmeckt eigenthümlich gewürzhaft.

Das Pulver ist frei von Stärke und Chlorophyll. Es besteht aus einem braunen Detritus, in welchem auch nach der Aufhellung (mittels Chloralhydrat) charakteristische Gewebe nicht immer in jedem Gesichtsfelde gefunden werden. Solche sind: 1. die Oberhaut mit durchscheinenden Oelräumen (1), seltener mit Spaltöffnungen (2), derbwandig mit polygonalen Zellen vom Unterkelch, zarter und mit wellig - buchtigen Zellen von den Blumenblättern (3). 2. Oelräume im Parenchym (6). 3. Sklerotische Fasern (11). 4. Gefässbündel mit zarten Spiroiden und Krystallkammerfasern (5). 5. Grobporiges Parenchym (7) aus den mittleren Schichten des Unterkelches. 6. Gerundet dreieckige Pollenkörner (12). Als Bestandtheile der Nelkenstiele finden sich vereinzelte grosse Steinzellen (8 u. 9) und Netzgefässe (10).

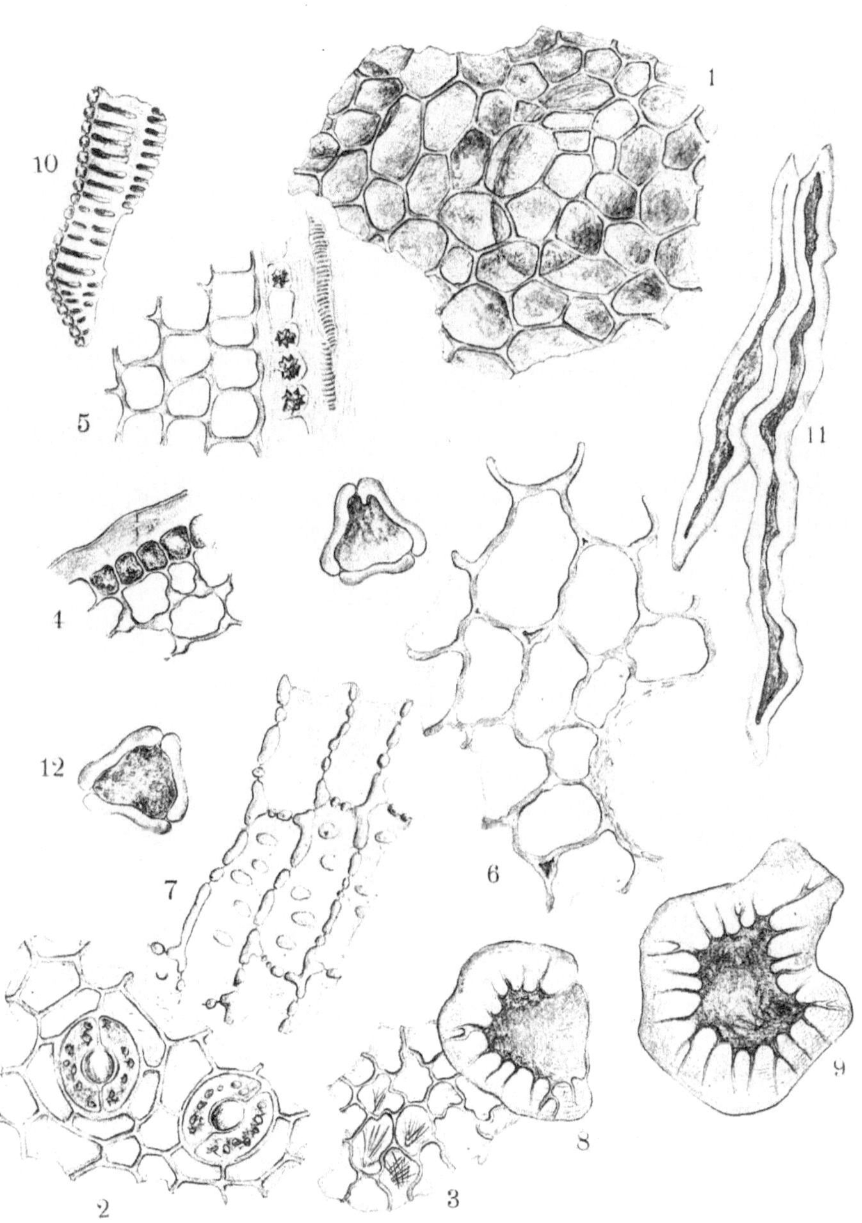

Caryophylli.

1. Oberhaut des Unterkelches mit durchschimmerndem Oelraume.
2. Epidermis der Aussenseite des Kelchlappens.
3. Epidermis des Blumenblattes mit Krystallen
eines Kampfers.
4. Oberhaut des Kelches im Querschnitt
5. Parenchym mit einem zarten Gefässbündel.

6. Parenchym d. Fruchtknotens im Querschnitt.
7. Dasselbe im Längsschnitt.
8. Steinzelle aus der Rinde
9. aus dem Marke
10. Bruchstück ein. Gefässes
11. Bastfasern
12. Pollen.

des Nelkenstieles.

CROCUS.

Crocus

(Ph. Austr. VII. & Germ. III.).

Safran.

Griffel und Narben besitzen eine zarte Oberhaut aus gestreckten Zellen mit streifiger Cuticula, Spaltöffnungen fehlen. Die Oberhautzellen des Narbensaumes sind zu Papillen ausgewachsen. Hier haften oft Pollenkörner (2), die zum Theile schon gekeimt haben (3). Das lang gestreckte Parenchym ist mit Farbstoff erfüllt. Der Griffel ist von 3 Gefässbündeln durchzogen, von denen je eines in die 3 Narben übergeht und hier sich verzweigt.

Das Pulver ist schön gelbroth; es riecht stark eigenartig, schmeckt gewürzhaft bitter und etwas scharf, den Speichel gelb färbend.

Die grossen Pollenkörner (2 u. 3) fehlen wohl in keinem Präparate. Der grösste Theil des schon in Wasser sich hinreichend aufhellenden Pulvers besteht jedoch aus dem zartzelligen, von Spiralgefässen durchzogenen Narbenparenchym (1); die noch zarteren Papillen sind jedoch schwer aufzufinden. Mitunter erscheinen die Narben in sehr schönen Querschnitten (6). Das Griffelgewebe (5) verräth sich weniger durch seine etwas derberen Zellformen, als durch die blasse Farbe.

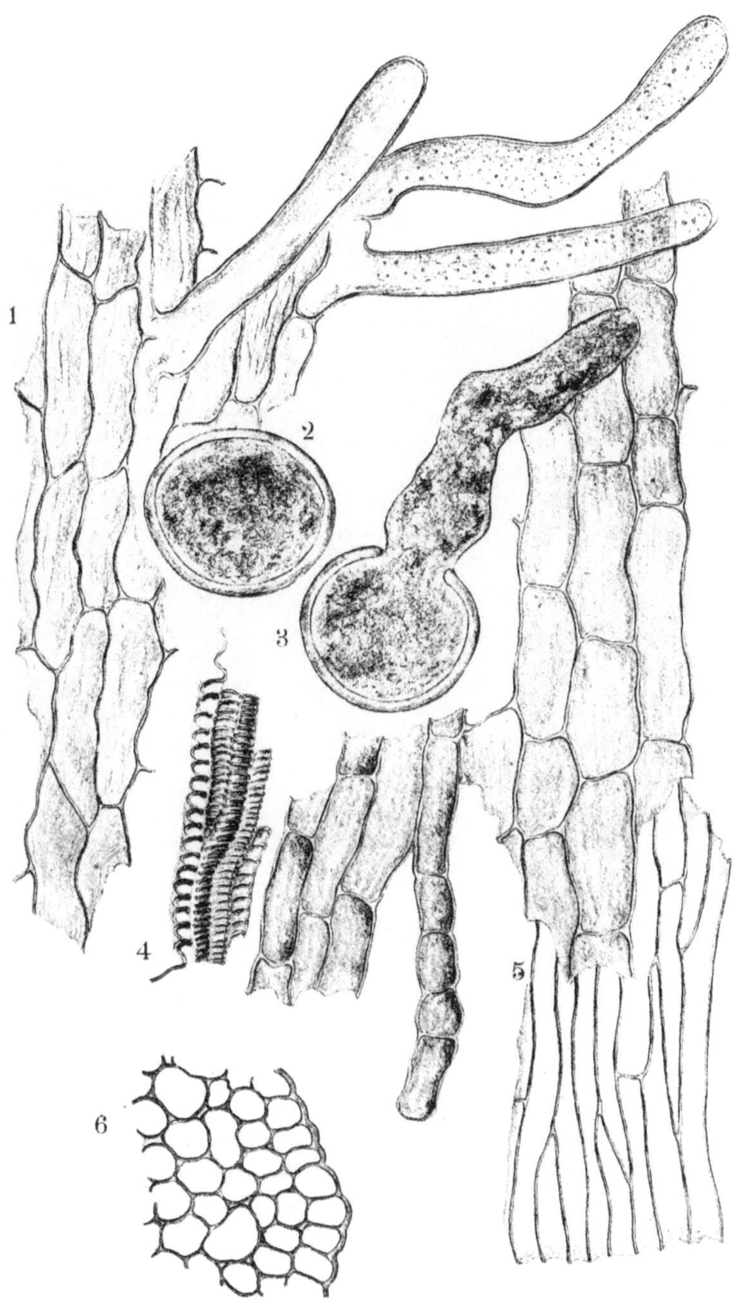

Crocus.

1. Oberhaut der Narbe.
2. Pollen.
3. Pollen mit ausgewachsenem Protoplasma.
4. Gefässbündelchen.
5. Oberhaut und Parenchym des Griffels.
6. Oberhaut und Parenchym der Narbe im Querschnitt.

FRUCTUS ANISI STELLATI.

Fructus Anisi stellati

(Ph. Austr. VII.).

Sternanis, Badian.

Der Querschnitt durch ein Carpell zeigt unter der derben Oberhaut ein braunes, lückiges Parenchym, welches am Rücken mächtig entwickelt ist. In demselben ziehen Gefässbündel und es fallen einzelne Oelzellen durch ihre Grösse und Steinzellen (13) durch ihre bizarren Formen auf. Die letzteren (Idioblasten) kommen viel reichlicher in den Fruchtstielen vor. Längs der Bauchnaht ist das Parenchym stark sklerosirt und die glatte Spaltfläche ist mit annähernd cubischen Steinzellen (3) sozusagen gepflastert. Die Höhle des Carpells ist von schwach verdickten, aber verholzten Palissaden ausgekleidet. Aus ähnlichen, aber stärker verdickten Palissadenzellen (10) besteht die Oberhaut der Samenschale. Unter ihr liegt eine Schicht flacher, einseitig verdickter Zellen (8), es folgen das Schwammparenchym und die innere Oberhaut mit Oxalatkrystallen (11). Die oberen Schichten des Schwammparenchyms sind unregelmässig und eigenartig sklerosirt (9). Das Sameneiweiss (Endosperm) ist ein zartzelliges, fettreiches Parenchym (12). Stärke fehlt.

Das Pulver ist gelblichbraun, riecht fenchelartig und schmeckt süsslich gewürzhaft.

Die Hauptmasse des Pulvers besteht aus dem rothbraunen Parenchym der Carpelle und farblosem Detritus der sklerotischen Elemente, darunter verschiedene Formen der Steinzellen: cubische und stabförmige Steinzellen von der Spaltfläche der Carpelle (2), das darunter liegende sklerotische Parenchym (3 u. 4), die Steinschichten der Samenschale (7—10), endlich sehr vereinzelt Idioblasten (13) des Stieles. In sehr feinen Pulvern finden sich diese Steinzellenformen wegen ihrer Grösse selten unversehrt. Charakteristisch ist die Oberhaut der Carpelle (1) mit den zierlichen Verdickungsleisten der Cuticula, ferner das Schwammparenchym der Samenschale (9) und die innere Samenhaut (11) mit den prismatischen Oxalatkrystallen.

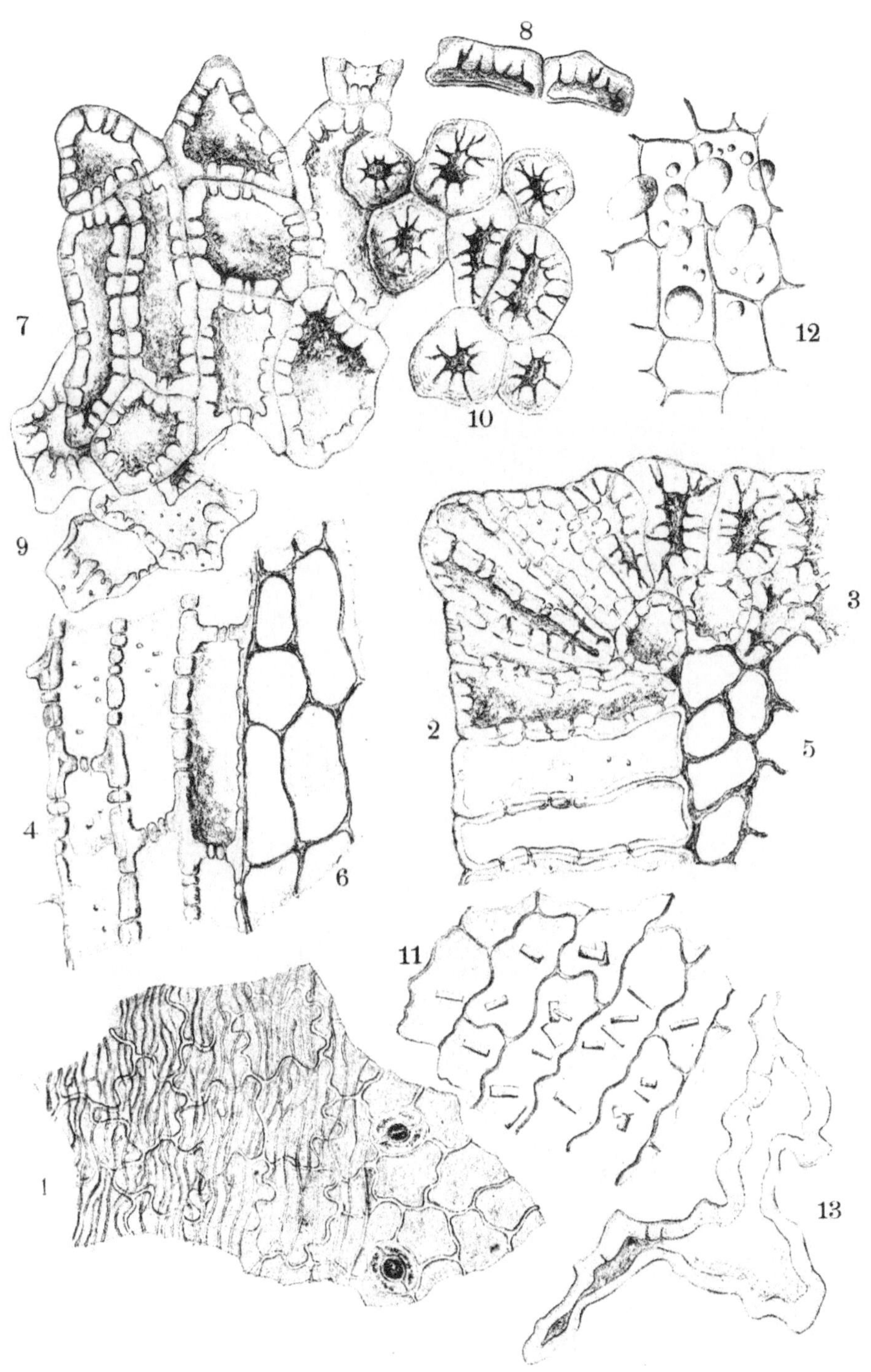

Fructus Anisi stellati.

1. Oberhaut der Frucht.
2. Palissaden der Fruchthöhle.
3. Steinzellen an der Spaltfläche.
4. Dieselben im Längsschnitt.
5. Parenchym im Querschnitt.
6. Parenchym im Längsschnitt.
7. Steinzellenschicht der Samenschale.
8. Dieselben Zellen im Querschnitt.
9. Schwammparenchym der Samenschale.
10. Oberhautpalissaden von oben gesehen.
11. Innere Oberhaut der Samenschale.
12. Sameneiweiss.
13. Steinzelle aus dem Fruchtstiele.

FRUCTUS AURANTII IMMATURI.

CORTEX FRUCTUS AURANTII.

CORTEX FRUCTUS CITRI.

Fructus Aurantii immaturi

(Ph. Germ. III.).

Unreife Pomeranzen.

Die Oberhaut (3) ist kleinzellig, kahl und trägt Spaltöffnungen. Knapp unter ihr (1) liegen in einfacher oder doppelter Reihe die grossen Oelräume. Nach innen zu wird das Fruchtfleisch grosszellig und gegen die Höhlung zu (2) wieder kleinzellig. Hier verlaufen die Gefässbündel. In die Fächer der Fruchthöhle wächst das Parenchym in Form mächtiger Zotten hinein. Das Parenchym enthält stellenweise Chlorophyll oder gelbliche Klumpen, die sich in Kalilauge auflösen (Hesperidin?), in zerstreuten Zellen Einzelkrystalle aus Kalkoxalat.

Das Pulver ist bräunlichgelb, riecht pomeranzenartig und schmeckt bitter-aromatisch.

Im groben Pulver kann man wohl ab und zu Reste der papillösen Auswüchse unterscheiden, welche die Fruchthöhle auskleiden. Häufiger findet man Parenchymgruppen mit Oelräumen. Im feinsten Pulver sind diese charakteristischen Kennzeichen nicht mehr erhalten. Der Detritus gleicht dem der Orangenschalen, enthält jedoch mehr gelbe Antheile und viele Einzelkrystalle. Zur Aufhellung eignet sich Kalilauge besser als Chloralhydrat. Man erkennt dann die kleinzellige Oberhaut mit den verhältnissmässig grossen Spaltöffnungen (3). — Stärke fehlt.

Cortex fructus Aurantii

(Ph. Austr. VII.).

Flavedo corticis Aurantii, Cortex Aurantiorum, Pomeranzenschalen, Orangenschalen.

Die Oberhaut ist derb und kleinzellig. In der gelben Schicht (flavedo) liegen die grossen Oelräume. Die weisse Schicht (albedo) ist ein Schwammparenchym. Allenthalben Kalkoxalat in Einzelkrystallen.

In dem grösstentheils farblosen Detritus des Pulvers sind nur spärlich gelbe Oberhautfragmente (1 u. 2) in Quer- und Flächenansichten aufzufinden. Dieselben sind dadurch charakterisirt, dass die durch stärkere Membranen kenntlichen ursprünglichen Oberhautzellen mehrere Tochterzellen umschliessen. Das farblose collenchymartige Gewebe (4) quillt in Chloralhydrat und zeigt Poren. Spiral- und Tüpfelgefässe finden sich häufig, hie und da Einzelkrystalle. Von den Oelräumen ist im feinen Pulver selten etwas wahrzunehmen.

Cortex fructus Citri

(Ph. Austr. VII. & Germ. III.).

Flavedo corticis Citri, Cortex Limonis, Limonenschalen, Citronenschalen.

Das Pulver ist etwas heller gefärbt und riecht nach Citronen.

Die histologischen Elemente gleichen denen der Pomeranzenschale.

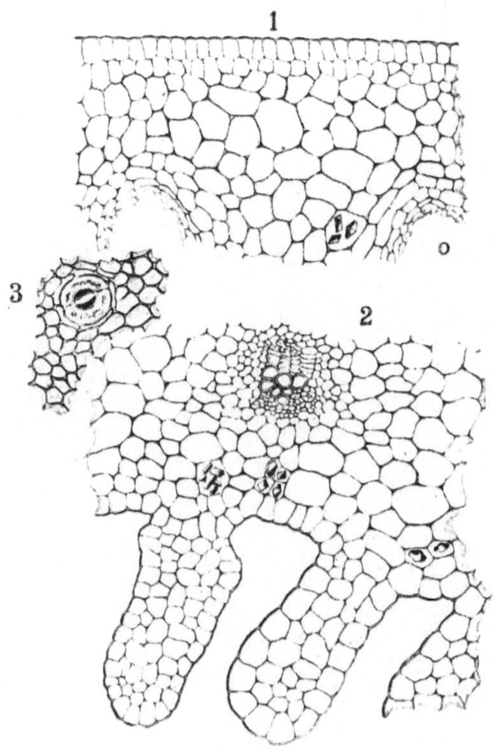

Fructus Aurantii immaturi.

1. Querschnitt des peripheren Theiles mit der Oberhaut und Oelräumen (o).

2. Querschnitt des inneren Theiles mit Papillen und einem Gefässbündel.

3. Oberhaut in der Flächenansicht.

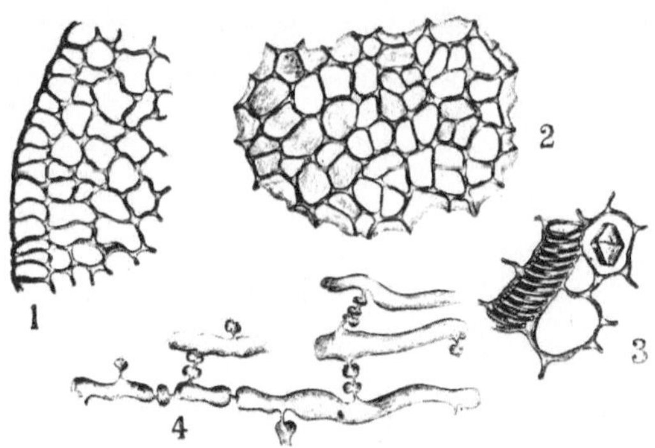

Cortex fructus Aurantii.

1. Oberhaut im Querschnitt.

2. Dieselbe in der Flächenansicht.

3. Bruchstück eines Spiralgefässes m. Parenchym.

4. Derbes Parenchym.

FRUCTUS CARVI.

Fructus Carvi

(Ph. Austr. VII. & Germ. III.).

Semen Carvi, Kümmel.

Frucht und Samenschale sind unter einander und mit dem Endosperm innig verwachsen. Querschnitte (1) zeigen deutlich die beiderseitige Oberhaut der Fruchtschale und dazwischen ein spärliches Parenchym. In jeder Rippe zieht ein Gefässbündel mit stark entwickeltem Faserstrang. In jedem Thälchen liegt ein Oelgang, an der Fugenseite befinden sich deren zwei. Die Oelgänge (Striemen) erweisen sich auf Längsschnitten (3) gekammert und von einem braunen Epithel polygonaler Zellen ausgekleidet. Die inneren Parenchymschichten sind quer gestreckt, ebenso die grosszellige innere Oberhaut. An der Samenschale ist die Oberhaut (1,s) deutlich erkennbar, ihr Parenchym jedoch nur an der Fugenseite, wo ein Gefässbündel zieht; sonst ist es zu einer braunen Platte zusammengefallen. Der Samenkern besteht grösstentheils aus Endosperm, und in der Mitte desselben liegt der kleine Embryo. Das Endosperm (5) ist ein dicht gefügtes Gewebe aus farblosen, derbwandigen Zellen mit Fett und Eiweiss als Inhalt. Stärke fehlt.

Das Pulver ist gelblichbraun, von dem eigenthümlichen Geruch und Geschmack des Kümmels.

Zweierlei Gewebe verrathen die Umbelliferenfrucht: das Endosperm und die Oelräume. Die letzteren sind in den kleinsten Fragmenten kenntlich an dem braunen polygonalen Endothel, meist in Verbindung mit dem umgebenden, ebenfalls braunen Parenchym (3). Das farblose Parenchym der Fruchthaut ist stellenweise schwach sklerosirt. Häufig finden sich im Pulver die langen Bastfasern (4) in Begleitung von engen Spiroiden. Die Oberhaut der Fruchtschale (2) ist zart und farblos, in Kalilauge leicht quellend und nur mit Mühe aufzufinden.

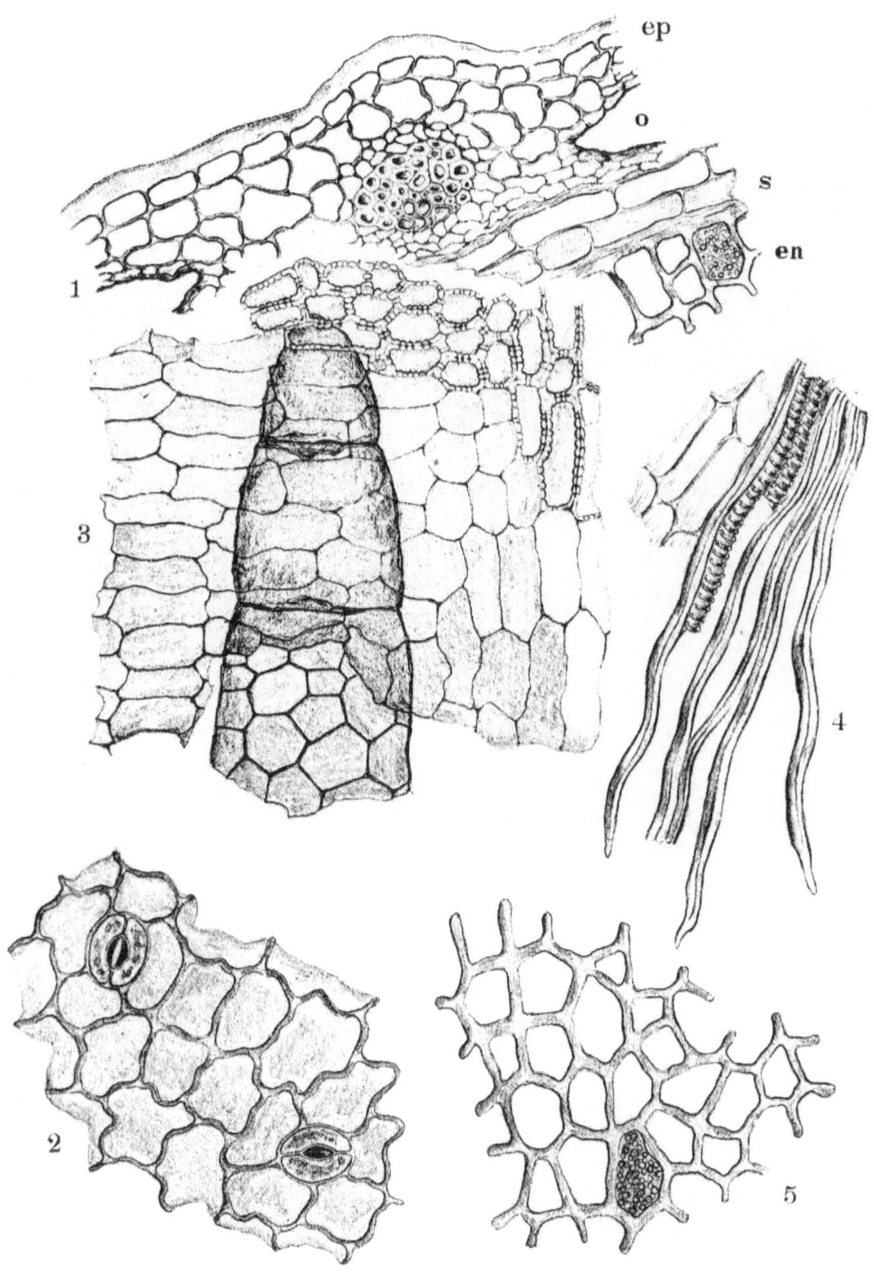

Fructus Carvi.

1. Querschnitt durch Frucht- und Samenschale.
   ep Oberhaut.
   o Strieme im Mesocarp.
   s Oberhaut der Samenschale.
   en Sameneiweiss (Endosperm).

2. Aeussere Oberhaut der Fruchtschale.

3. Braunes Parenchym an der Innenseite einer Strieme; rechts oben ist es sklerosirt. Die Strieme zeigt im unteren Theile ihre Innenauskleidung (Endothel).

4. Fragment eines Gefässbündels.

5. Endosperm in der Flächenansicht.

FRUCTUS FOENICULI.

———

Fructus Foeniculi

(Ph. Austr. VII. & Germ. III.).

Semen Foeniculi vulgaris, Fenchel.

Die anatomischen Verhältnisse sind denen des Kümmels sehr ähnlich; es besitzt jedoch der Fenchel zwei charakteristische Gewebeformen. Erstens die innere Epidermis der Fruchtschale mit ihren schmalen, gruppenweise orientirten Zellen (5). Jede Gruppe ist eigentlich durch Theilung einer Mutterzelle entstanden. Zweitens das farblose Parenchym des Mesocarp, welches in der Umgebung der Gefässbündel durch ungewöhnlich breite Poren ausgezeichnet ist (2).

Das Pulver ist graubraun; es hat den eigenartigen Geruch und Geschmack des Fenchels.

Die braunen Hüllschichten der Striemen (3 u. 4) sind auch hier die auffälligsten Elemente im Pulver; doch kann man in aufgehellten Präparaten ohne besondere Mühe auch Fragmente der inneren Fruchthaut (5) und des porösen Parenchyms (2) auffinden.

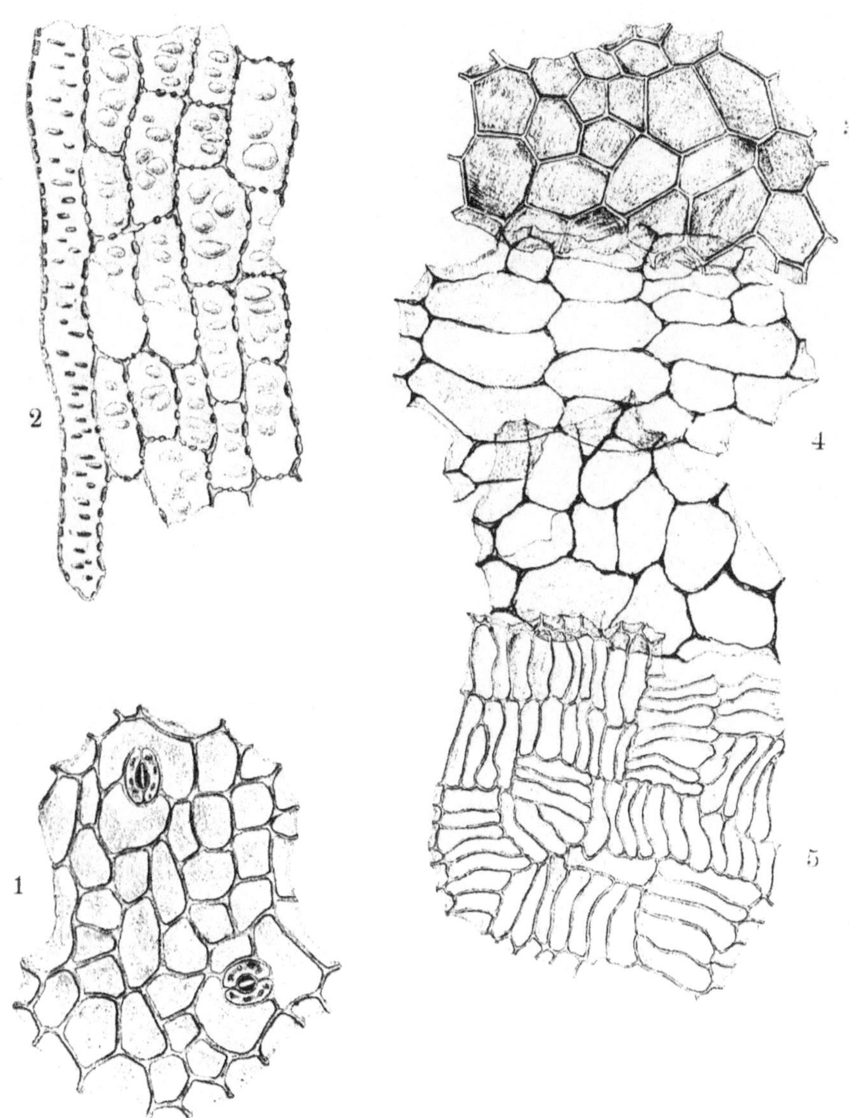

Fructus Foeniculi.

1. Aeussere Epidermis der Fruchtschale.
2. Parenchym (Mesocarp) derselben.
3. Endothel einer Strieme.
4. Zwei unter der Strieme liegende Parenchymschichten.
5. Innere Epidermis der Fruchtschale.

FRUCTUS ANISI VULGARIS.

Fructus Anisi vulgaris

(Ph. Austr. VII. & Germ. III.).

Semen Anisi vulgaris, Anis.

Der Anis ist vor den anderen Umbelliferenfrüchten ausgezeichnet durch seine Behaarung (1) und durch die grosse Zahl von Oelstriemen in der Fruchtschale. Eine bemerkenswerthe Eigenthümlichkeit ist ferner die Sklerosirung der Fruchtschale in der Mitte der Fugenseite.

Das Pulver ist grünlichbraun, riecht und schmeckt eigenartig.

Man findet dieselben Gewebe wie im Kümmel, ausserdem als charakteristisches Formelement kurze, meist einzellige, warzige Härchen (2). Dieselben sind zumeist abgebrochen und im Verhältniss zum übrigen Detritus keineswegs häufig. Sie müssen in manchem Gesichtsfelde gesucht werden. Die Secreträume gleichen in kleinen Bruchstücken vollständig denen der anderen Umbelliferenfrüchte; mitunter finden sich aber auch im feinen Pulver Schüppchen, in denen zwei und mehr dieser Striemen liegen und sogar anastomosiren (4).

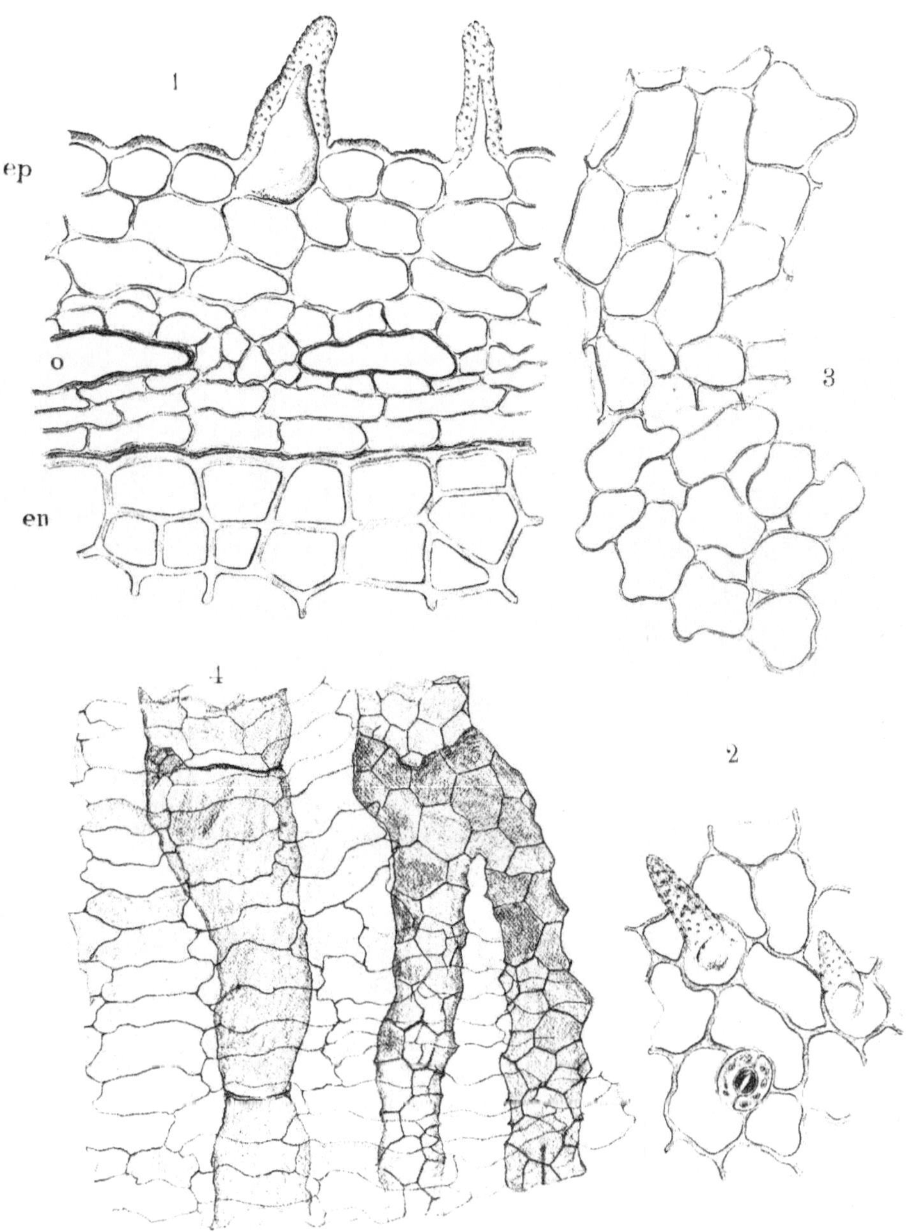

Fructus Anisi vulgaris.

1. Querschnitt durch Frucht- und Samenschale.
   ep Oberhaut.
   o Strieme.
   en Sameneiweiss.

2. Fruchtoberhaut in der Flächenansicht.
3. Zwei Schichten des Schalenparenchyms.
4. Striemen, rechts unterhalb des braunen
   Parenchyms das Endothel zeigend.

FRUCTUS PIPERIS NIGRI.

Fructus Piperis nigri.

Piper nigrum, Schwarzer Pfeffer.

Die Pfefferfrucht besitzt unter der Oberhaut eine geschlossene Steinzellenschicht aus gleichmässig stark verdickten Zellen (1); nach innen wird die Fruchtschale abgegrenzt von einer einfachen Reihe hufeisenförmig verdickter Zellen (2). Zwischen beiden liegt das grosszellige Fruchtfleisch mit Steinzellengruppen, Oelharzzellen und Gefässbündeln. Mit den Becherzellen (2) ist die dünne Samenhaut (3) verwachsen. An Querschnitten lässt sie in der Regel ihren Bau nicht erkennen, in der Flächenansicht unterscheidet man aber leicht eine dunkelbraune und eine glashelle Zellschicht (8). An die Samenhaut ist das grosszellige Perisperm (4) angewachsen. Es ist dicht mit Stärke erfüllt und enthält zerstreut Zellen mit gelbem Inhalt (Harz, ätherisches Oel und Piperin).

Das feinste Pfefferpulver ist gleichmässig aschgrau, gewöhnlich unterscheidet man die weissen Perisperm- und die braunen Schalentheilchen. Es hat den bekannten Geruch und Geschmack.

Unter Wasser fallen sofort die grossen Stärkekörper auf, daneben zahlreiche winzige Stärkekörnchen (9). Mitunter findet man auch Piperinkrystalle (10). Die letzteren bilden sich reichlich, wenn man ein Präparat mit Kalilauge erwärmt. Dann werden auch die Gewebefragmente deutlich. Die Steinzellen findet man häufig in Verbindung mit der Oberhaut (6), die Becherzellen in Verbindung mit der Samenhaut (8). Aber wenn es auch nicht der Fall ist, kann man die Steinzellen von den Becherzellen leicht unterscheiden. Die letzteren erscheinen in der Flächenansicht zwar nicht kleiner und auch gleichmässig verdickt, aber ihr Lumen ist weiter, ihre Wand farblos, und meist sind sie leer. Die Steinzellen haben ein engeres, mit braunem Inhalt erfülltes Lumen, ihre Wand ist gelb und sie sind weniger dicht gefügt. Fast in jedem Pulver findet man die von den Stielen stammenden vielzelligen Haare (12) und Theile der stärkeren Gefässbündel (11).

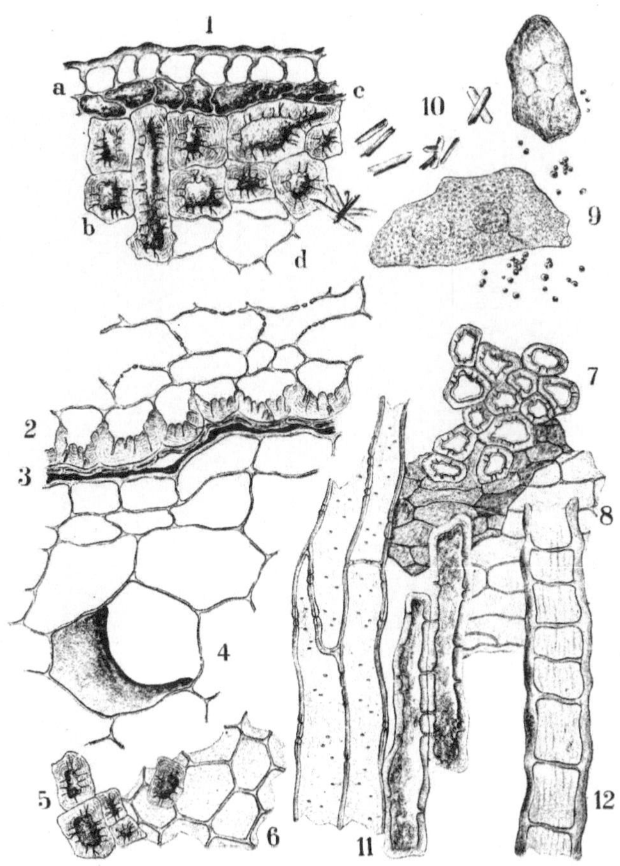

Fructus Piperis nigri.

1. Querschnitt der Fruchtschale.
   a Epidermis,
   b Steinzellenschicht,
   c braunes Parenchym,
   d farbloses Parenchym des
   Fruchtfleisches.
2. Innere Steinzellenschicht
   (Becherzellen).

3. Samenhaut.
4. Sameneiweiss (Perisperm) mit
   einer Harzzelle.
5. Steinzellen in der Flächenansicht, liegend auf
6. Epidermis der Fruchtschale.
7. Becherzellen in der Flächenansicht.

8. Samenhaut in der Flächenansicht.
9. Stärke in Klumpen und
   Körnern.
10. Piperin-Krystalle.
11. Bastparenchym aus dem
    Stengel.
12. Fragment eines Haares.

TAFEL L.

FRUCTUS CUBEBAE.

Fructus Cubebae

(Ph. Austr. VII. & Germ. III.).

Cubebae, Baccae Cubebae, Piper caudatum.

Die Fruchtschale ist nur an der Basis dem Samen angewachsen, da wo der Stiel sitzt. Im anatomischen Baue ist sie der Pfefferschale sehr ähnlich, unterscheidet sich aber von ihr wesentlich dadurch, dass die innere Steinschale (4) aus grossen und gleichmässig verdickten Zellen gefügt ist.

Das Pulver ist braun, riecht und schmeckt eigenartig scharf.

Im Gegensatz zu Pfeffer finden sich im Cubebenpulver die Stärke-klumpen (9) seltener, und auch die isolirten winzigen Stärkekörnchen (8), obwohl in keinem Gesichtsfelde fehlend, beherrschen nicht das Bild. Immerhin können sie als die ersten Leiter gelten. Dazu kommen gelbe Steinzellen in dreierlei Formen: grosse palissadenförmige (4) aus der Innenschicht der Fruchtschale; kleinere, unregelmässig polygonale, auch schwach, aber immer gleichmässig, verdickte (2) aus dem Mesocarp, meist in Verbindung mit der Oberhaut oder mit dem Parenchym und dadurch besonders charakteristisch; endlich sklerosirtes Bastparenchym (10) aus dem Fruchtstiele. — Tief braunroth gefärbte Plättchen der Samen-schale lassen bei Aufhellung durch Chloralhydrat drei Schichten erkennen: ein farbloses Häutchen aus polygonalen Zellen (7), ein lückiges Parenchym aus stark verdickten Zellen (5) mit braunem Inhalt und eine braune Mem-bran aus buchtigen, porösen Zellen (6). Aeusserst selten findet sich ein er-kennbares Haarfragment (11) von der Fruchtspindel.

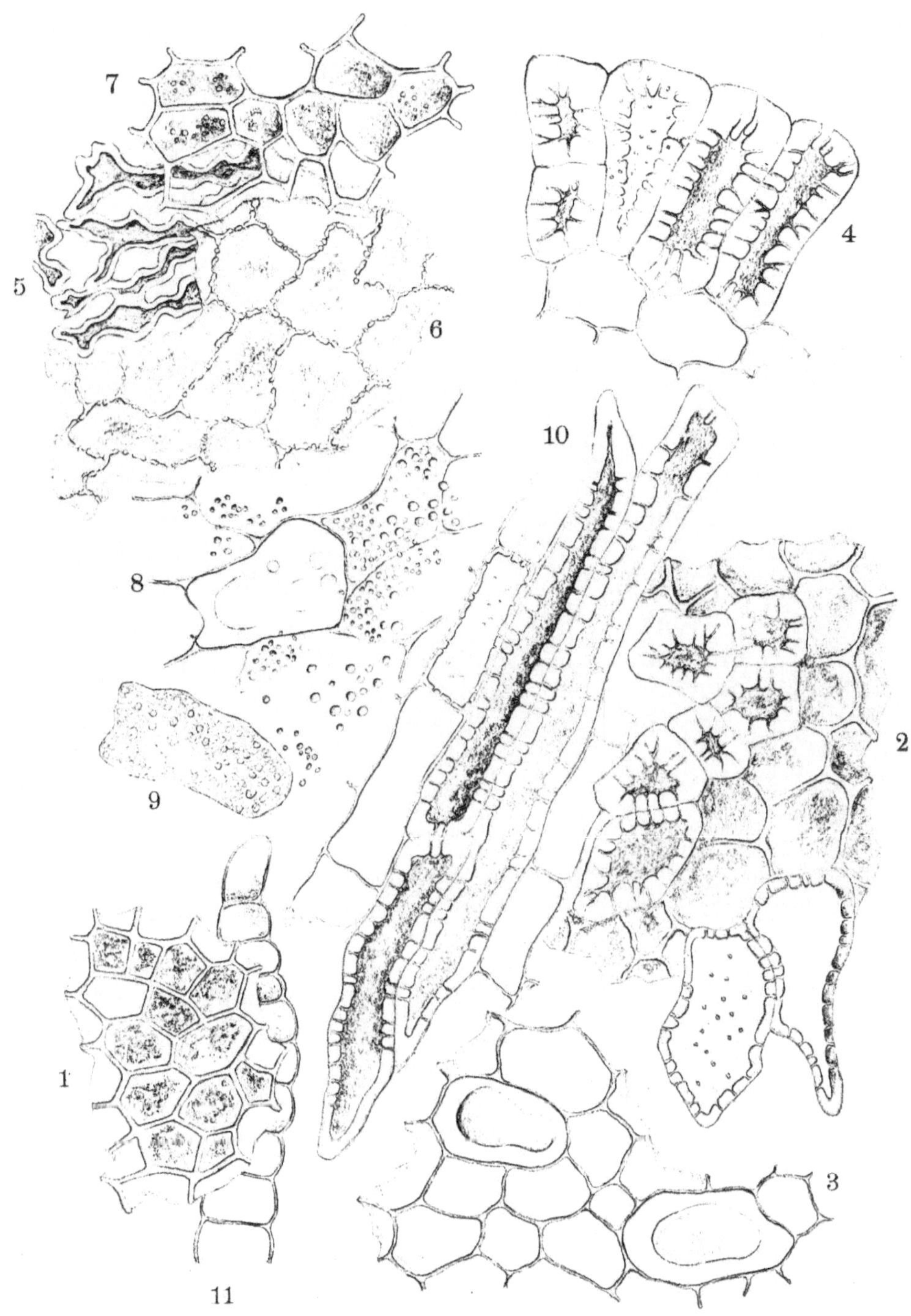

Fructus Cubebae.

1. Oberhaut der Frucht.
2. Parenchym und Steinzellen aus der peripheren Schicht des Fruchtfleisches.
3. Innere Partie des Fruchtfleisches mit Oelzellen.
4. Steinzellen (analog den Becherzellen des Pfeffers (2 der Taf. XLIX).
5., 6. u. 7. Schichten der Samenschale.
8. Parenchym des Samenkerns (Perisperm) mit Oeltropfen und Stärkekörnchen.
9. Stärkeklumpen.
10. Strangparenchym des Fruchtstieles.
11. Spitze eines Gliederhaares der Fruchtspindel.

FRUCTUS LAURI.

Fructus Lauri

(Ph. Austr. VII. & Germ. III.)

Baccae Lauri, Lorbeerfrüchte.

Die Oberhaut (1 u. 4) ist unbehaart und frei von Spaltöffnungen. Das Fruchtfleisch ist ein grosszelliges, lückiges Parenchym mit zahlreichen Oelzellen. In demselben liegt eine Steinschicht (2) aus einer einfachen Reihe grosser, wellig-buchtiger Zellen (8). Auf die Steinschicht folgt noch eine dünne Parenchymschicht, mit der die Samenschale innig verwachsen ist. In der Gegend der Chalaza liegen zerstreut einzelne netzig verdickte Zellen (7); es sind die kurzen Gefässglieder des Nabelstranges. — Die Keimblätter sind kleinzellig und enthalten neben Fett reichlich Stärke und Aleuronkörner. In einzelnen cuticularisirten Zellen befindet sich ätherisches Oel.

Das Pulver ist röthlichbraun, von schwarzen Pünktchen durchsetzt. Es riecht und schmeckt eigenthümlich gewürzhaft.

Die Lorbeerfrüchte besitzen zwei ausgezeichnet charakteristische Formelemente: grosse wulstig verdickte Zellen der Steinschale (2 u. 8) und kleine netzförmig verdickte Gefässglieder (7) in der Samenschale. Beide finden sich jedoch nur spärlich im Pulver. Dieses besteht grösstentheils aus dem stärkereichen Gewebe der Cotyledonen (9) und aus dem zartzelligen Fruchtfleische mit Oelschläuchen (1). Ausserdem findet man regelmässig zweierlei Oberhäute. Die der Fruchtschale (4) ist grosszellig und mit braunem Inhalt, die der Cotyledonen (11) ist farblos. Die braune Samenschale ist durch mehrere Lagen derben Schwammparenchyms (6) charakteristisch, aber von dem mit ihr verwachsenen Endothel (5) schwer zu unterscheiden.

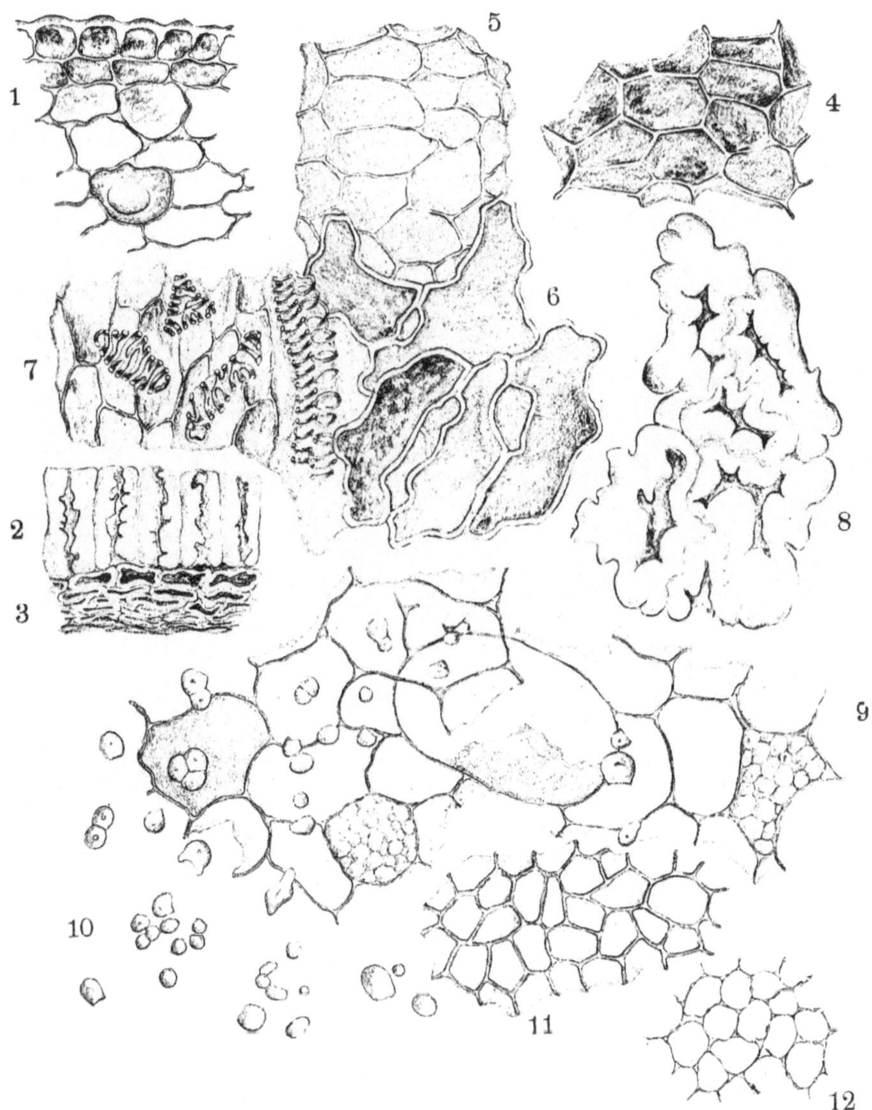

Fructus Lauri.

1. Aeusserer Theil der Fruchtschale im Querschnitt.
2. Steinzellenschicht d. Fruchtschale im Querschnitt.
3. Inneres Fruchtfleisch.
4. Oberhaut.

5. Innere Oberhaut (Endothel)
   der Frucht in der Flächenansicht.
6. Schwammparenchym (3).
7. Strangparenchym mit aufliegenden Gefässgliedern.

8. Steinzellen (2) in der Flächenansicht.
9. Parenchym der Keimblätter.
10. Stärkekörner.
11. Oberhaut des Keimblattes.
12. Gewebe des Knöspchens.

FRUCTUS PIMENTAE.

Fructus Pimentae.

Semen Amomi, Piment, Neugewürz, Nelkenpfeffer, Jamaikapfeffer.

Die Oberhaut ist kleinzellig (2), trägt Spaltöffnungen und Haare (6). Das braune Fruchtfleisch enthält sehr grosse Oelräume (1, b) und ist von Gefässbündeln durchzogen. In dem Parenchym sind Steinzellengruppen zerstreut, viele Zellen enthalten Oxalatkrystalle. Die zarte innere Oberhaut (4) setzt sich auf die Scheidewände fort und trägt hier dieselben Haare, wie die äussere Oberhaut. Das Parenchym ist grosszellig und schlaff, aber stellenweise sklerosirt und führt auch Oxalatdrusen. Die Samenhaut (7) ist ein von kleinzelliger Epidermis bedecktes grosszelliges Gewebe mit braunem, in heisser Kalilauge sich purpurn färbendem Inhalt. Die Cotyledonen enthalten neben Stärke (8, a) violette Farbstoffkörper (8, b). Sie sind ein vorzügliches Kennzeichen für Piment; da sie aber in Wasser und in Alkalien sich lösen, werden sie bei der gewöhnlichen Untersuchung leicht übersehen. Am Rande der Keimblätter liegen zahlreiche Oelräume.

Das Pulver ist dunkelbraun, riecht und schmeckt eigenthümlich gewürzhaft, an Caryophylli erinnernd.

Unter Wasser sieht man kleine Stärkekörner, darunter viele Bruchstücke von Paarlingen (8,a), frei und in Zellen eingeschlossen. Auch erkennt man in den braunen Gewebefragmenten farblose und gelbe Steinzellen (5) von verschiedener Grösse und verschiedener, meist starker Verdickung, hie und da ein dickes, einzelliges Härchen (6). Nach Aufhellung durch erwärmte Kalilauge kann man mit einiger Ausdauer auch die übrigen Gewebe auffinden. Besonders charakteristisch ist die kleinzellige Oberhaut der Frucht (2) mit den unter ihr gelegenen Oelräumen (1,b), das Parenchym des Fruchtfleisches und der Scheidewand mit den kleinen Oxalatdrusen (4). Die Farbstoffkörper (8, b) müssen unter Glycerin oder Alkohol aufgesucht werden.

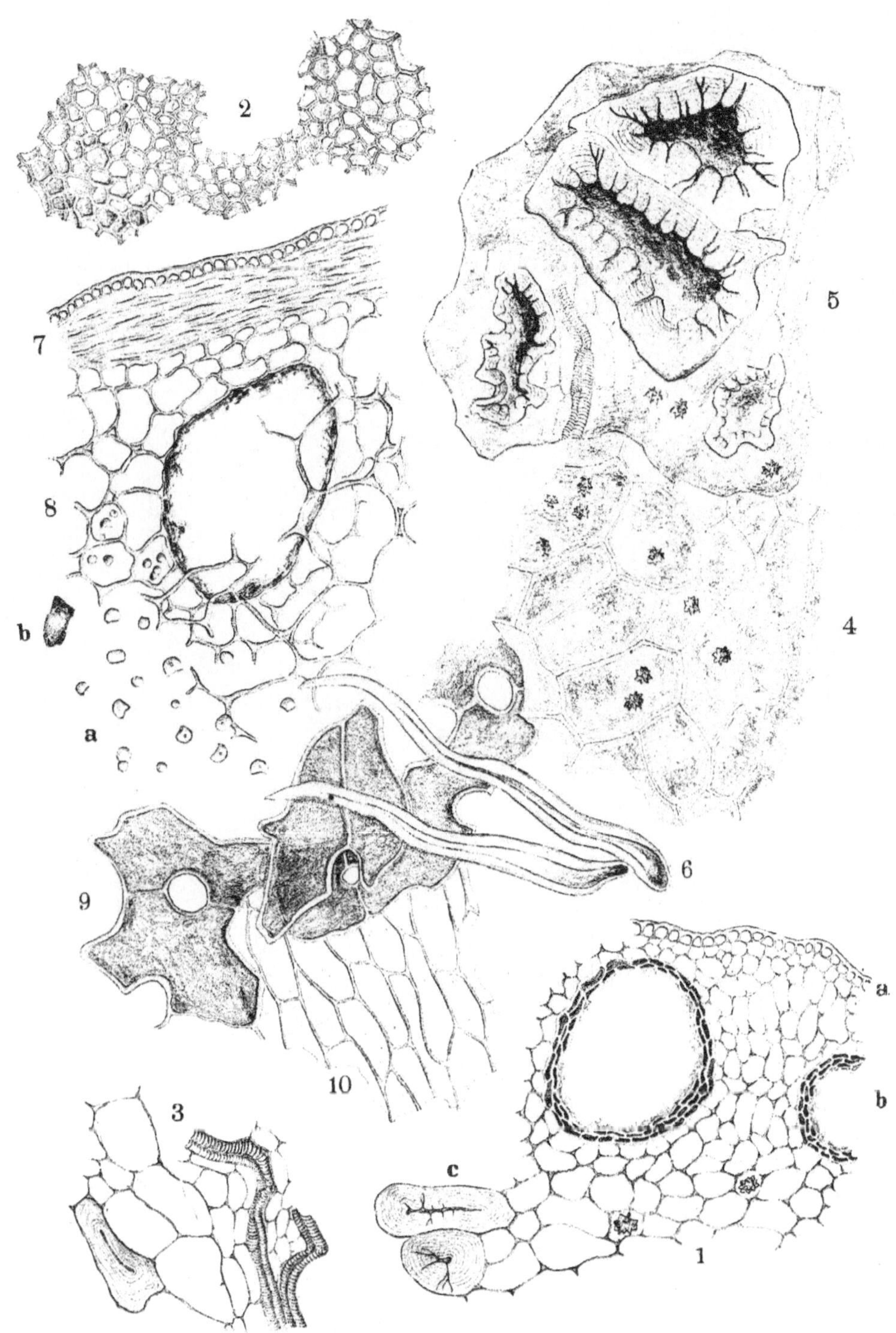

Fructus Pimentae.

1. Aeussere Partie der Fruchtschale im Querschnitt;
   a Oberhaut,
   b Oelräume,
   c Steinzellen.
2. Oberhaut in d. Flächenansicht m.
   durchschimmerndem Oelraum.
3. Aus dem Fruchtfleische.
4. Oberhaut ⎫
5. Steinzellen ⎭ der Scheidewand.
6. Härchen.
7. Samenschale im Querschnitt,
   verwachsen mit dem Gewebe d.
   Keimlings.
8. Keimblatt;
   a Stärkekörner,
   b Farbstoffkörper (violett).
9. Schwammparenchym der
   Samenschale (7).
10. Oberhaut derselben.

FRUCTUS JUNIPERI.

Fructus Juniperi

(Ph. Austr. VII. & Germ. III.)

Baccae Juniperi, Wachholderbeeren.

Unter der stark cuticularisirten Oberhaut (1, ep) ist das Fruchtfleisch zunächst derb (collenchymatisch), nach innen zu wird es zartzellig und locker, enthält aber auch schwach verdickte Steinzellen. Hier befinden sich Gefässbündel und die grossen Oelräume (1, o), zum Theil an die Steinschale der Samen angewachsen, so dass sie scheinbar Auswüchse der Samen darstellen. Die Samenschale ist immer mit braunem Parenchym ausgekleidet (4). Der Embryo liegt in fettem Endosperm gebettet.

Das grobe Pulver ist dunkel rothbraun mit weisslichen harten Partikeln, das feine Pulver gleichmässig zimmtbraun; beide backen wegen des bedeutenden Harzgehaltes leicht zusammen. Es riecht aromatisch und schmeckt süsslich gewürzhaft.

Zur Aufhellung eignet sich Chloralhydrat besser als Kalilauge. Man erkennt das braune und farblose Parenchym der Fruchthaut (1 u. 3), die Oberhaut in Flächen- (2) und Querschnitten (1, ep), die braune Samenhaut (6) mit ihren gestreckten, obliterirten Zellen. Vor allem charakteristisch sind die farblosen Steinzellen (4), verschiedener Form, Grösse und Verdickung mit je einem grossen Krystalle als Inhalt.

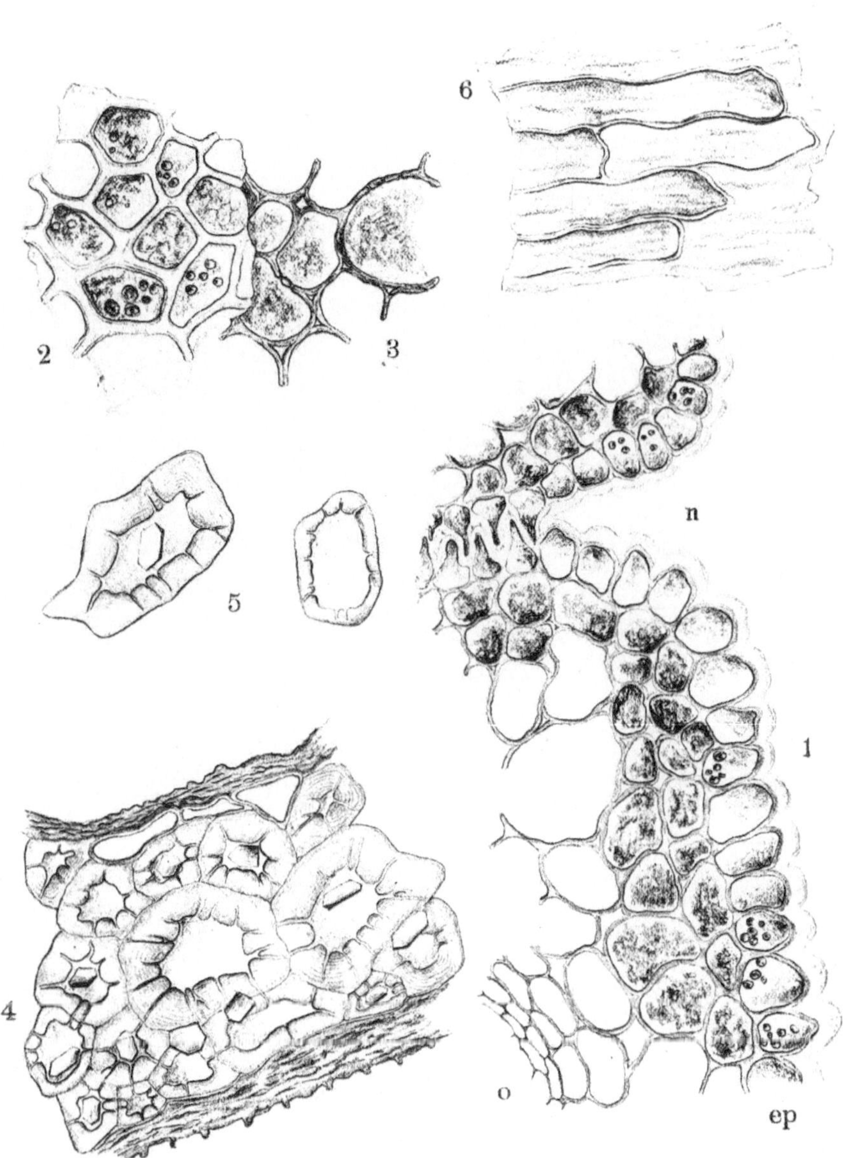

Fructus Juniperi.

1. Fruchtschale im Querschnitt;
 n Verwachsungsstelle zweier Fruchtblätter,
 ep Oberhaut,
 o Oelraum.

2. Oberhaut in der Flächenansicht, darunter
3 Fruchtfleisch.
4. Samenschale
5. Isolirte Steinzellen der Samenschale.
6. Samenhaut.

FRUCTUS CAPSICI.

Fructus Capsici

(Ph. Germ. III.).

Paprika, Spanischer Pfeffer, Cayenne, Chilly.

Die meist rothe Fruchtschale besitzt eine derbe gelbe Oberhaut (1,a), darunter verkorktes Collenchym (1,b), das allmählig in das zartzellige, von Gefässbündeln durchzogene Fruchtfleisch übergeht. Die innere Oberhaut (2) ist gruppenweise sklerosirt. Charakteristischer als die Zellformen ist der rothe, in Wasser unlösliche Zellinhalt (Körnchen und Tropfen). Auch winzige Stärkekörner kommen vor, aber keine Krystalle. Das Gewebe der Scheidewand (placenta) besitzt zierliche Netzfaserzellen. — Die Samenschale ist durch ihre Oberhaut ausgezeichnet. Die in der Flächenansicht an ein Gekröse erinnernden, sehr grossen Zellen (8 u. 9) erweisen sich auf Querschnitten (7,a) einseitig verdickt, und die wulstigen Verdickungsschichten sind von einer verhältnissmässig dünnen Aussenwand überspannt.

Das Pulver ist dunkelroth, fast geruchlos, von brennend scharfem Geschmack.

Unter Wasser zeigt es feurig rothe Tropfen frei und in den gleichfalls rothen Gewebefragmenten eingeschlossen. Die letzteren werden durch Chloralhydrat sehr schnell und gut aufgehellt. Die Zellmembranen werden gelb oder farblos, die Tröpfchen aber werden noch schöner roth. Ohne Mühe findet man alle Gewebeformen. Als besonders charakteristisch fallen auf die Gekrösezellen der Samenschale (8 u. 9), die äussere (1 u. 2) und die innere Oberhaut der Fruchtschale und ihr collenchymatisches Gewebe. Reichlich findet sich das zarte Gewebe des Embryo und das theils zarte, theils derbere Endosperm (7, c). Dieses hat im Samen farblosen Inhalt, im Pulver nehmen die Inhaltsstoffe den Farbstoff auf und erscheinen intensiv roth gefärbt. In jedem Paprika sind auch grüne Pflanzentheile (Stengel und Kelch) in geringer Menge. Die Oberhaut des Kelches trägt kurze Drüsenhaare (10).

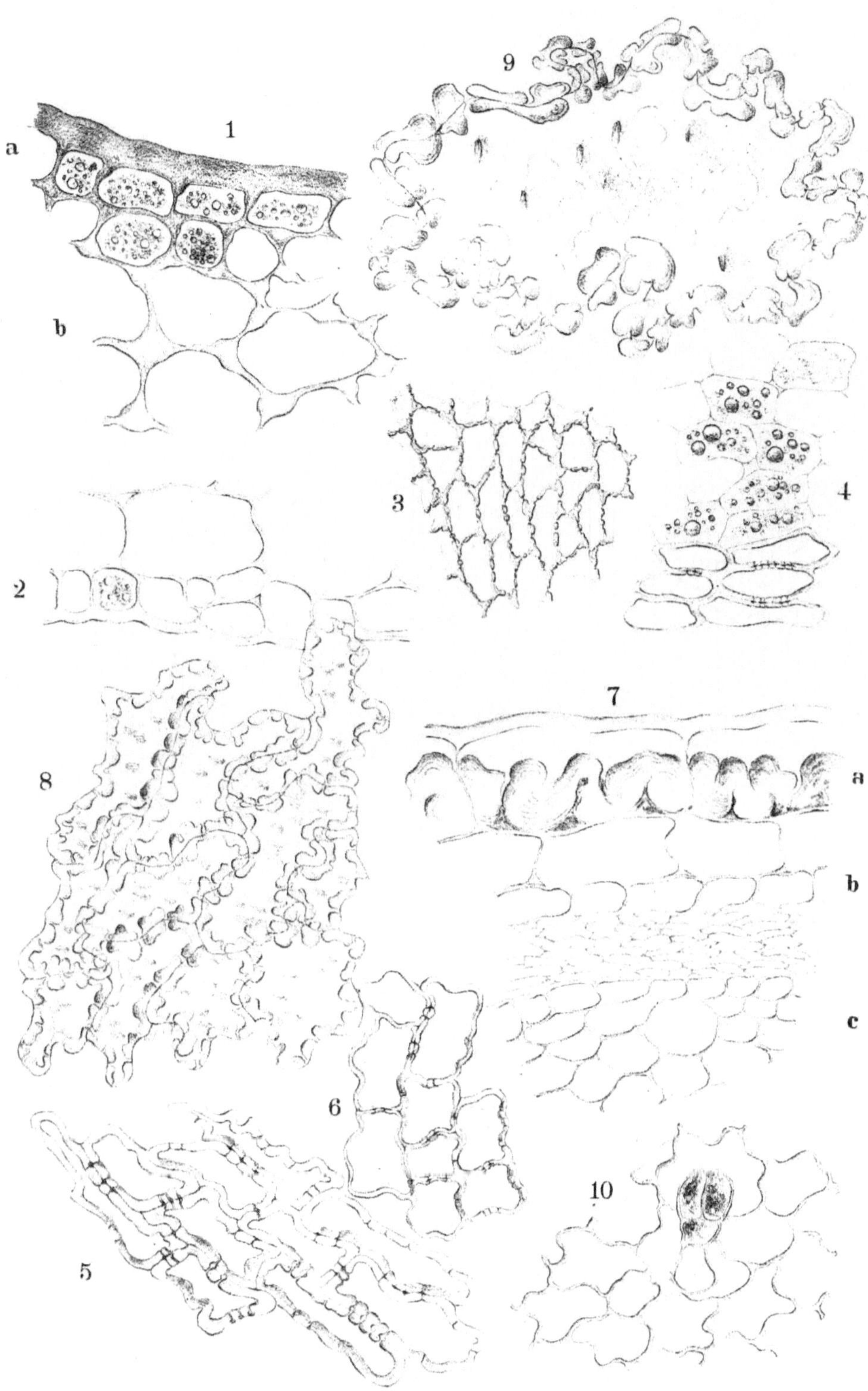

Fructus Capsici.

1. Aeusserer Theil d. Fruchtschale;
   a Oberhaut,
   b Collenchym.
2. Innere Oberhaut der Fruchtschale.
3. Aeussere Epidermis (a) ⎫ in der
4. u. 5. Innere Epidermis (2) ⎭ Flächenansicht.
6. Aeussere Epidermis der Schale kleiner
   Früchte, sogen. Chillies.

7. Samenschale im Querschnitt;
   a Oberhaut,
   b Parenchym der Samenschale,
   c Sameneiweiss (Endosperm).
8. Oberhaut (7a) in der Flächenansicht.
9. Eine isolirte Oberhautzelle.
10. Oberhaut des Kelches.

FRUCTUS COLOCYNTHIDIS.

———

Fructus Colocynthidis

(Ph. Austr. VII. & Germ. III).

Coloquinthen.

Die Oberhaut der Frucht (2) trägt Spaltöffnungen und Haarspuren. Unter ihr liegt eine kleinzellige Parenchymschicht, an welche unvermittelt eine Steinzellenschicht sich anschliesst. Diese geht allmählig in das grosszellige und lückige, von Gefässbündeln durchzogene Fruchtfleisch über. — Die Oberhaut der Samenschale (1) besteht aus Palissadenzellen. Sie ist mit einem quellbaren Häutchen bedeckt, der inneren Oberhaut des Fruchtknotens. Die mächtige Steinschale unter der Oberhaut lässt nach der Form und Grösse der Zellen drei Schichten unterscheiden. Auf die innerste Schicht folgt eine Lage verzweigter und eigenthümlich verdickter Zellen (8), hierauf eine dünne Parenchymschicht, welche mit dem Sameneiweiss (Perisperm und Endosperm) verwachsen ist. — Der Keimling enthält Fett und Eiweiss, keine Stärke.

Das Pulver ist gelblichweiss, geruchlos, sehr bitter.

Die charakteristischen Gewebe der Coloquinthen gehören den Samen und der gelben Fruchtschale an, nämlich die Oberhaut und die mächtige Steinzellenschicht der Samen, die innere Samenhaut, das Gewebe der Keimblätter mit Aleuronkörnern, die derbe Oberhaut der Frucht. Gerade diese sollen in einem ordnungsmässig hergestellten Pulver fehlen, da nach Vorschrift der österreichischen Pharmakopöe die geschälten Früchte nach Beseitigung der Samen gepulvert werden sollen. Es finden sich aber an den Früchten immer noch kleine Schalenreste, und die Samen können aus den zerkleinerten Früchten nicht leicht vollständig ausgelesen werden. Desshalb können die erwähnten Gewebe in jedem Pulver aufgefunden werden, am reichlichsten die Steinzellen. Diese bilden nebst dem bis zur Unkenntlichkeit zertrümmerten farblosen Parenchym des Fruchtfleisches die Hauptmasse.

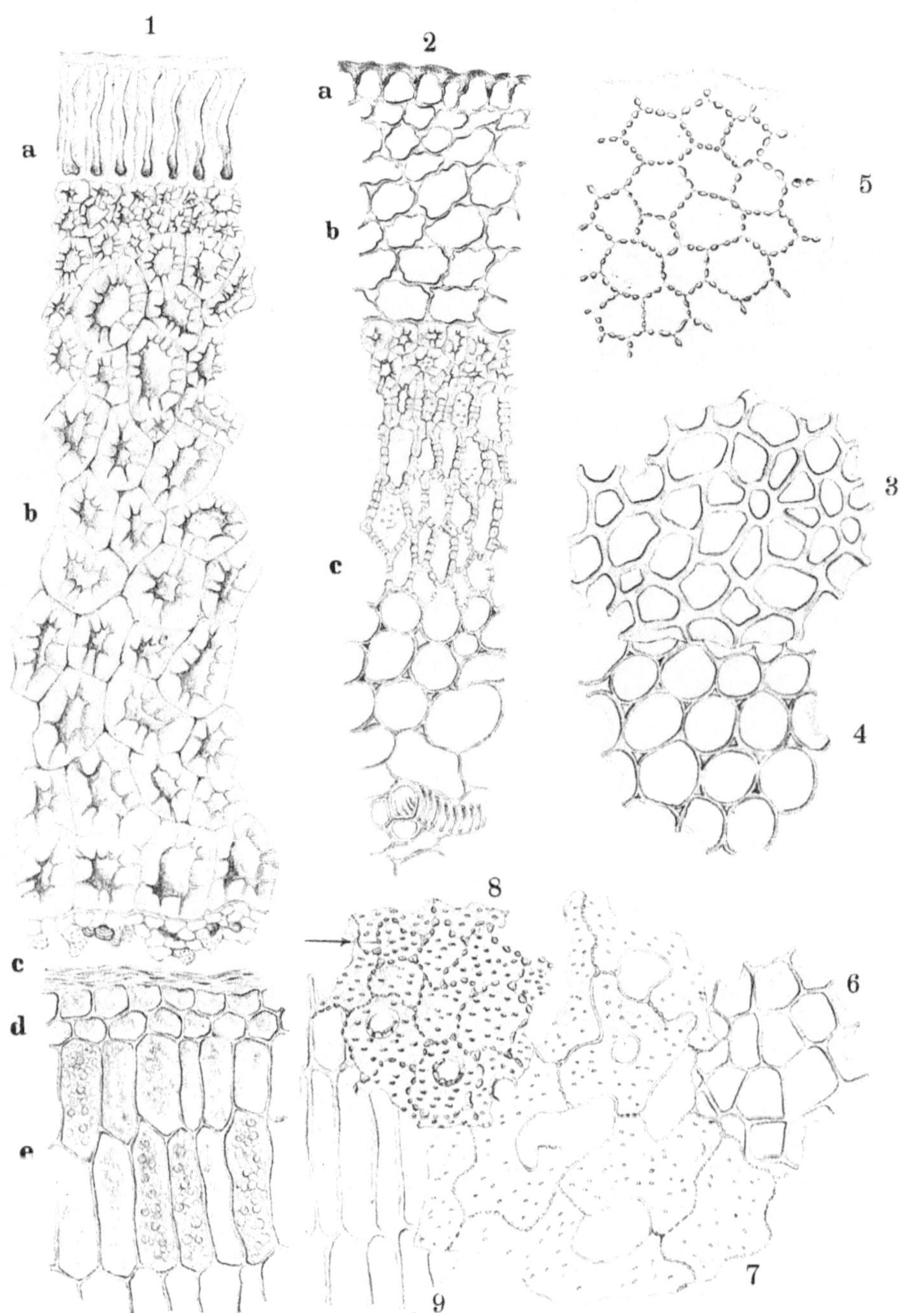

Fructus Colocynthidis.

1. Querschnitt des Samens;
   a Oberhaut,
   b Steinschicht,
   c Parenchymschichten,
   d Rest des Endosperms,
   e Keimblatt.

2. Querschnitt der Fruchtschale;
   a Oberhaut,
   b Collenchymatisches Parenchym,
   c Aeusserer Theil des Fruchtfleisches.

3. Oberhaut der Frucht.

4. Parenchym b der Fig. 2.

5. Oberhaut des Samens im Flächenschnitt.

6. Oberhaut des Keimblattes.

7. Schwammparenchym ⎫ der
8. Verästigte Zellen ⎬ Samen
9. Endothel ⎭ schale.

FRUCTUS CARDAMOMI.

Fructus Cardamomi

(Ph. Austr. VII. & Germ. III.).

Cardamomum malabaricum, Fructus (Semen) Cardamomi minoris, Malabar-
oder kleine Cardamomen.

Die zähe Fruchtschale besteht aus einem grosszelligen, von Gefässbündeln durchzogenen Parenchym mit zerstreuten Secretzellen und Oxalatkrystallen. Die äussere Epidermis ist aus kleinen polygonalen Zellen gefügt,
die innere besteht aus lang gestreckten, obliterirten Zellen. Die letzteren
bekleiden auch beiderseits die Kapselscheidewände. — Die Samen sind von
einem zarten Arillus (3) umgeben, dessen schlauchförmige Zellen glänzende
Tropfen, mitunter auch Krystalle enthalten. — Die Samenschale (1 u. 2)
ist aus 6 Schichten aufgebaut: Oberhaut (a), Querzellen (b), deren brauner
Inhalt sich vollständig löst, Oelzellen (c), zusammengefallene Parenchymzellen (d), Palissadenzellen (e) und zu innerst wieder eine Lage zusammen-
gefallener Zellen. — Der Samenkern besteht überwiegend aus stärkehaltigem
Perisperm. Wird die Stärke verkleistert, so findet man fast in jeder Zelle
Oxalatkrystalle. Endosperm und Embryo enthalten Fett und Eiweiss.

Die langen oder Ceylon-Cardamomen unterscheiden sich von der
officinellen Sorte durch folgende Eigenthümlichkeiten: Die Oberhaut der
Fruchtschale trägt einzellige Haare (7), ihre Zellen sind grösser und enthalten oft Krystalle. Die Oberhautzellen der Samenschale sind kleiner und
nach aussen stärker verdickt, die Palissadenzellen dagegen sind bedeutend
grösser.

Das Pulver ist gelblichgrau, von schwarzen Pünktchen durchsetzt. Es
riecht und schmeckt eigenthümlich aromatisch.

Auf den ersten Blick erinnert das Bild des Cardamomenpulvers an das
des Pfeffers, denn das Gesichtsfeld wird von Stärkeklumpen (5) beherrscht.
Diese sind jedoch bei den Cardamomen unregelmässiger in der Form,
häufig grösser und gestreckter. Die Stärkekörnchen, so winzig sie sind,
zeigen in der Regel die Kernhöhle. Unter den Gewebefragmenten finden
sich am häufigsten die beinahe farblose Samenoberhaut (2,a) und die
dunkelbraunen Steinpalissaden (6 u. 2,e) in der Flächenansicht. In aufgehellten Präparaten kann man auch die anderen Schichten der Samenschale (2) leicht unterscheiden, mitunter sogar die äusserst zarten Schläuche
des Arillus (3). Das Pulver soll frei von Fruchtschalen sein. Man erkennt die letzteren an dem farblosen, grosszelligen Parenchym (8) mit den
eingeschlossenen braunen Harzklumpen und an der Oberhaut (7).

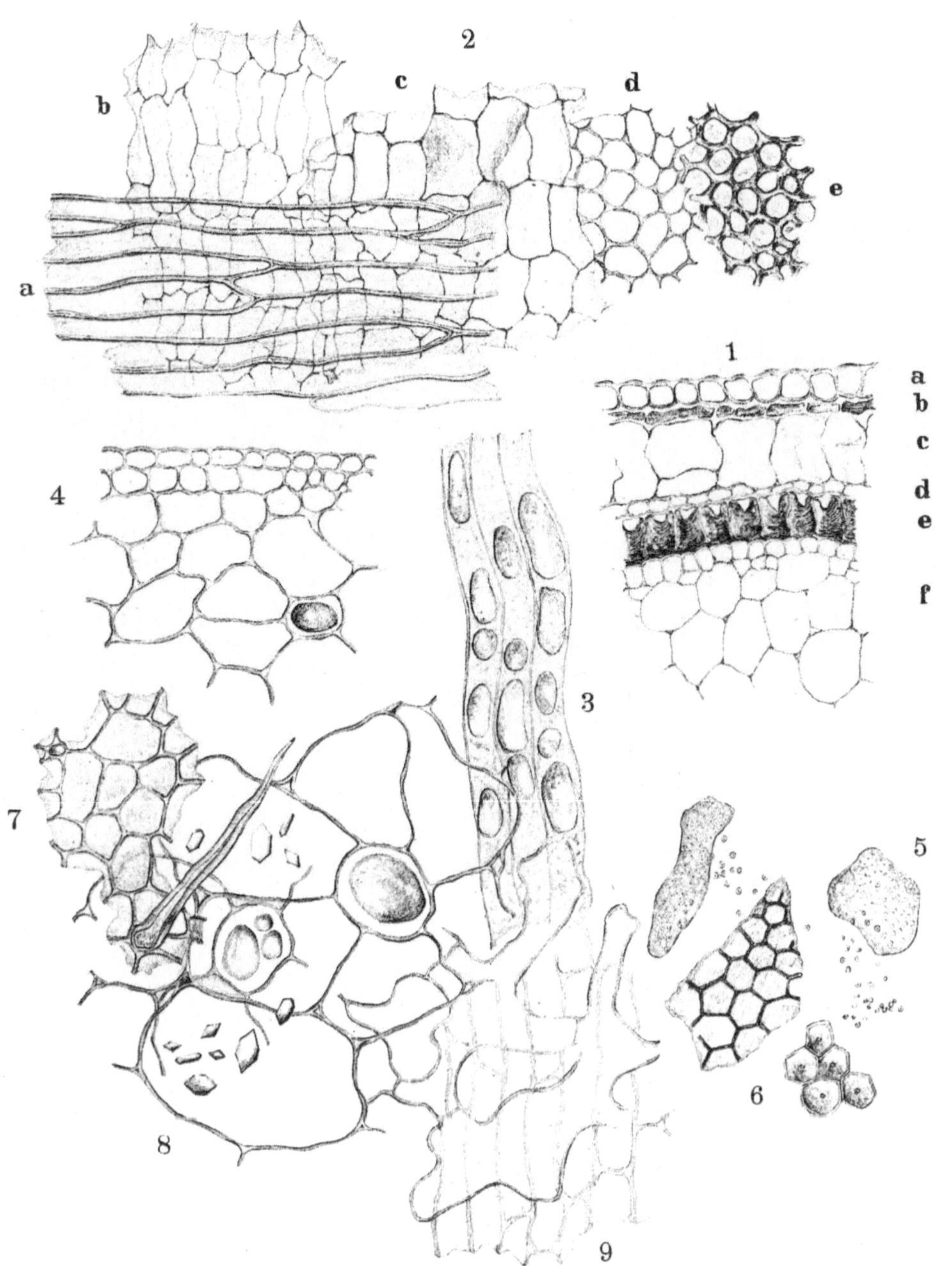

Fructus Cardamomi.

1. Samen im Querschnitt;
   a Oberhaut,   d Parenchym,
   b Querzellen,   e Palissaden,
   c Oelzellen,   f Sameneiweiss (Perisperm).
2. Samenschale in der Flächenansicht.
   a bis e wie in Fig. 1.
3. Samenhäutchen (Arillus).

4. Fruchtschale im Querschnitt.
5. Stärke in Klumpen und Körnern.
6. Palissadenzellen (e) in Aufsicht.
7. Oberhaut der Fruchtschale langer Cardamomen mit einem Haar.
8. Schalenparenchym.
9. Schwammparenchym und Endothel.

SEMEN COLCHICI.

Semen Colchici

(Ph. Austr. VII. & Germ. III.).

Herbstzeitlosensamen.

Die dünne Samenschale (1) lässt auf Querschnitten vier Schichten unterscheiden: 1. die Oberhaut aus tafelförmigen Zellen, 2. eine grosszellige, 3. eine oder mehrere kleinzellige Parenchymschichten, 4. eine doppelte Lage flacher Zellen mit braunem Inhalt, der in Kalilauge sich löst. — Das „Spitzchen" der Samenschale (Nabelwulst oder Rest des Nabelstranges) ist ein lückiges, stärkereiches Parenchym mit Gefässbündelchen. Der winzige Embryo liegt excentrisch im hornigen Eiweiss. Dieses ist strahlig gebaut, die dickwandigen Zellen enthalten Oel und Aleuronkörner.

Das Pulver ist gelblichbraun, geruchlos, sehr bitter.

Es besteht zum grösseren Theile aus Endosperm, dessen Zellen farblos, sehr dick, breitporig und vor ähnlichen dadurch ausgezeichnet sind, dass ihre Trennungswand oft deutlich erkennbar ist. An den braunen Schalentheilen unterscheidet man die Oberhaut (2) aus grossen polygonalen Zellen mit deutlicher Mittellamelle, ferner mehrere Parenchymschichten (3). Durch Jodlösung kann man im Detritus auch einzelne Stärkekörner (4) erkennen. Sie stammen aus dem Nabelwulst.

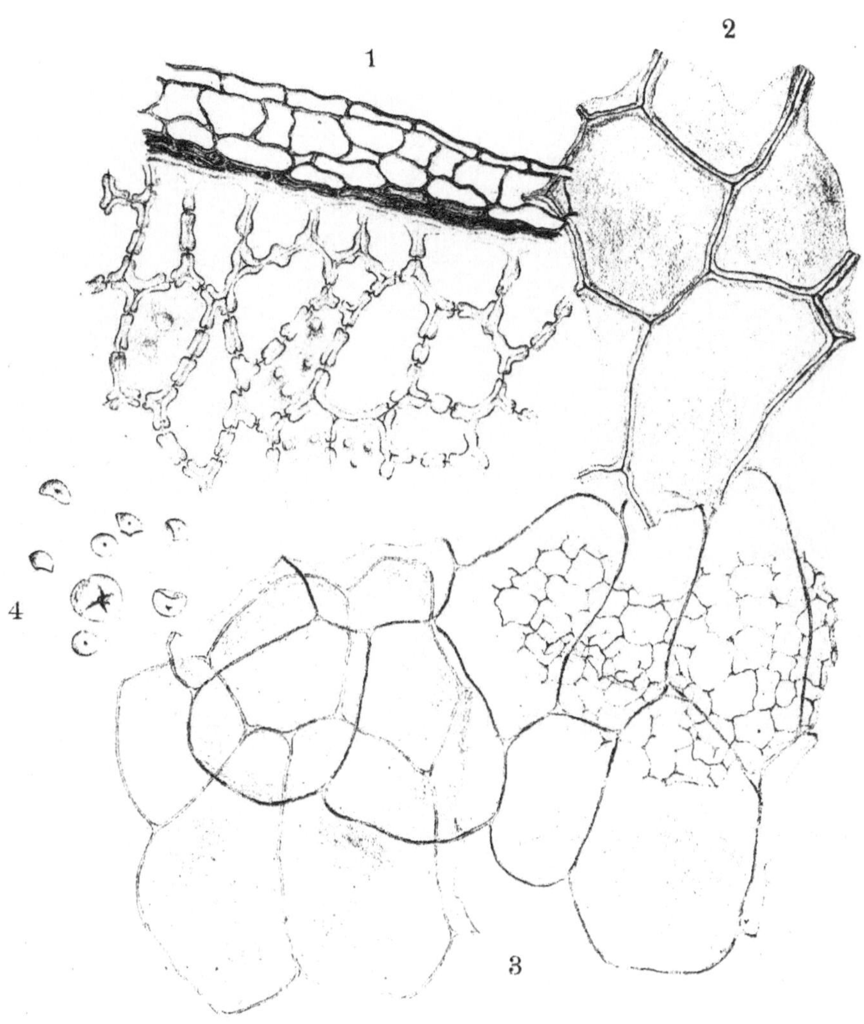

Semen Colchic

1. Samenschale und Endosperm im Querschnitt.   3. Parenchym der Samenschale in der Flächen-
2. Oberhaut in der Flächenansicht.   ansicht.
4. Stärkekörner.

TAFEL LVIII.

SEMEN ARECAE.

Semen Arecae

(Ph. Germ. III.).

Die Samenschale (1) ist ein grosszelliges, lückiges, von Gefässbündelchen durchzogenes Parenchym, welches in hohem Masse zur Sklerosirung neigt. Man findet Steinzellen in den verschiedensten Graden der Verdickung (3). Viele Zellen haben braunen, mit Eisensalzlösungen sich grün färbenden Inhalt. Stellenweise haben die Samen einen gelblichweissen Belag. Hier findet man auf Querschnitten eine einfache Lage kleiner, lückenlos gefügter, farbloser Zellen (1), eine Art Palissadenschicht mitten im Gewebe der Samenhaut (wie bei Cacao). Das hornige Endosperm (5) ist marmorirt, weil die braune Samenhaut (4) in die Falten des weissen Grundgewebes eindringt.

Das Pulver ist röthlichbraun, geruchlos, von zusammenziehendem Geschmack.

Unter Wasser ist der aus farblosen und braunen Fragmenten gemischte Detritus kaum bestimmbar. Durch Chloralhydrat wird das Pulver schnell aufgehellt und man erkennt leicht auch an kleinen Bruchstücken das Endospermgewebe an der farblosen, dicken, von breiten, tiefen und scharf geränderten Poren durchsetzten Membran (5). Selten stösst man auf das kleinzellige, ebenfalls farblose Gewebe der Palissadenschicht (2). Die Zellen sind vorzüglich an den Seitenwänden verdickt, feinporig, nicht verholzt. Die Samenhaut (3) ist charakterisirt durch die kreuz und quer übereinander liegenden, theils farblosen, theils braunen, in verschiedenem Grade und oft ungleichmässig verdickten Zellen.

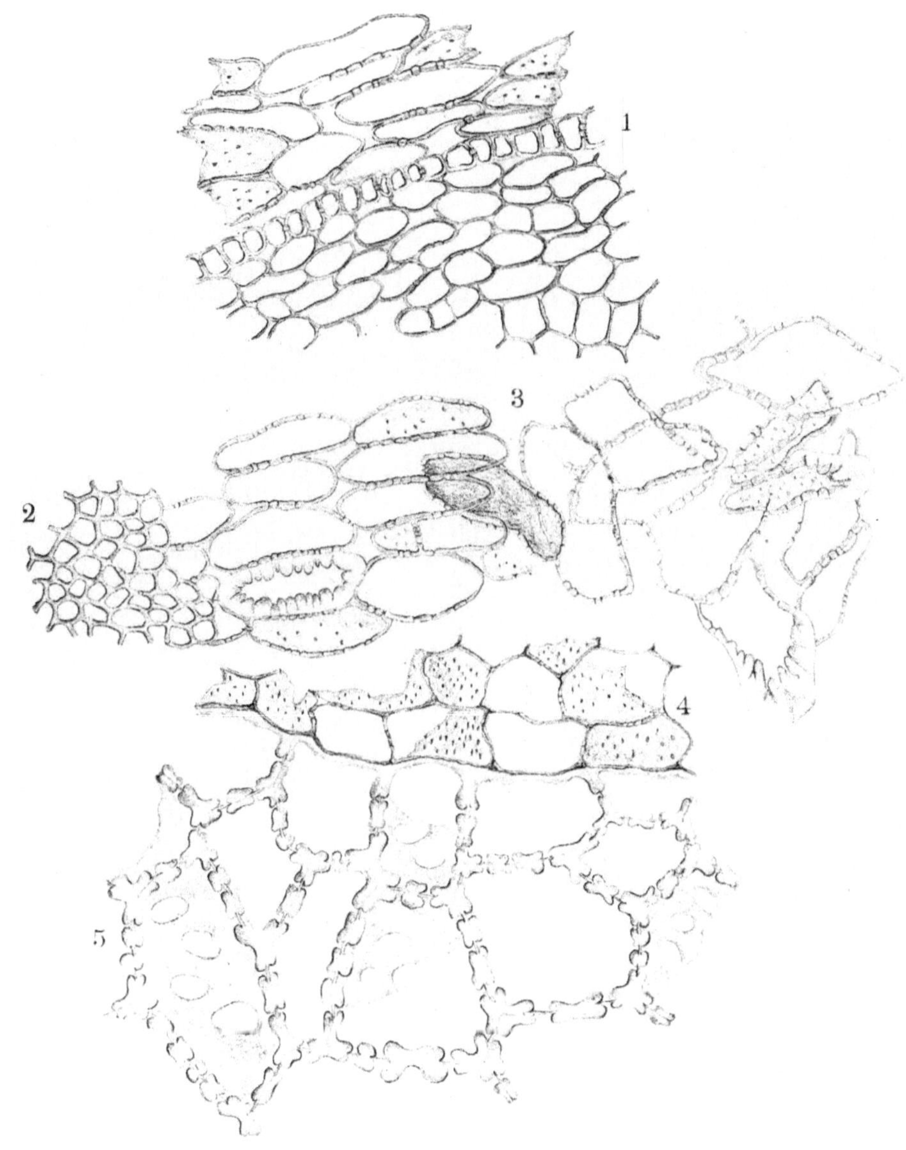

Semen Arecae.

1. Samenschale im Querschnitt.   3. Oberflächliches Parenchym der Samenschale.
2. Palissadenschicht in der Flächenansicht.   4. Parenchym in einer Endospermfalte.
5. Endosperm.

TAFEL LIX.

SEMEN SABADILLAE.

Semen Sabadillae

(Ph. Austr. VII.).

Sabadillsamen, Läusesamen.

Die dünne Samenschale zeigt am Querschnitt (1) unter der braunen grosszelligen Oberhaut nur wenige Lagen brauner quer gestreckter Parenchymzellen und zu innerst eine Lage gelber Plattenzellen. In der Naht (Raphe) zieht ein Gefässbündel in Parenchym gebettet. Das hornige Endosperm ist strahlig angeordnet. Es enthält Oel und Eiweiss.

Das Pulver ist hellbraun, geruchlos, sehr bitter.

In demselben scheint das braune Schalengewebe zu überwiegen. Unter diesem ist die Oberhaut (2) hervorragend charakteristisch durch die längsgestreckten Zellen mit scharf hervortretender Mittellamelle. Das farblose Gewebe des Endosperm (5) ist ausgezeichnet durch die ungleichmässige, knotige Verdickung mit sehr breiten und flachen Poren.

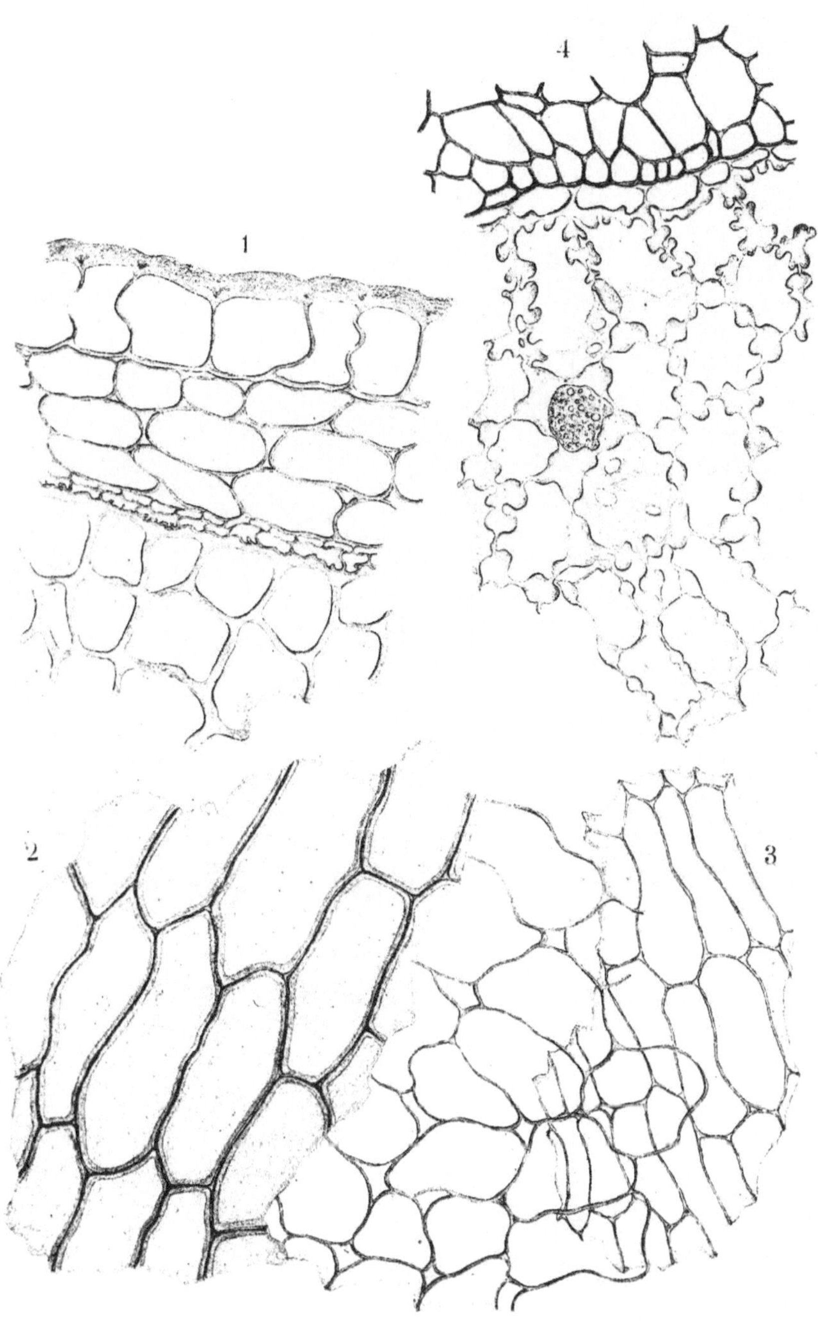

Semen Sabadillae.

1. Samenschale und Endosperm im Querschnitt.
2. Oberhaut in der Flächenansicht.
3. Parenchymschichten in der Flächenansicht.
4. Schalenparenchym u. gequollenes Endosperm.

TAFEL LX.

SEMEN STRYCHNI.

Semen Strychni

(Ph. Austr. VII. & Germ. III.).

Nux vomica, Brechnuss, Krähenaugen.

Die Samenschale besteht aus einer dünnen Schicht brauner, geschrumpfter Zellen, bedeckt von der Oberhaut. Jede Oberhautzelle (1) ist zu einem langen, abgebogenen Haare ausgewachsen. An der Basis sind die Haare mitunter zwiebelförmig verdickt. Sie sind der Länge nach gestreift von Verdickungsleisten, zwischen denen die Zellhaut sehr dünn bleibt. Von dem centralen Nabel aus strahlen Gefässbündel gegen den Rand zu. Das hornige Endosperm quillt, namentlich in den inneren Schichten, schon in Wasser auf, zeigt aber k e i n e T ü p f e l (2). In verdünntem Alkohol erkennt man jedoch zahlreiche, äusserst feine Poren. Die Zellen führen als Inhalt Fett und Aleuron, keine Stärke.

Das Pulver ist grau, geruchlos, sehr bitter.

Die in hohem Grade charakteristischen Haare der Samenschale sind im Pulver zumeist in ihre F i b r i l l e n (Verdickungsleisten) getrennt, welche kreuz und quer das Gesichtsfeld bedecken (3). Daneben finden sich gelbe Schalenfragmente und farbloses Endosperm. Die Zellen des Endosperm sind stark verdickt, in Wasser und Glycerin scheinbar porenfrei, in Kalilauge und Chloralhydrat so quellend, dass nur die Mittellamellen und der Inhalt sichtbar bleiben (2).

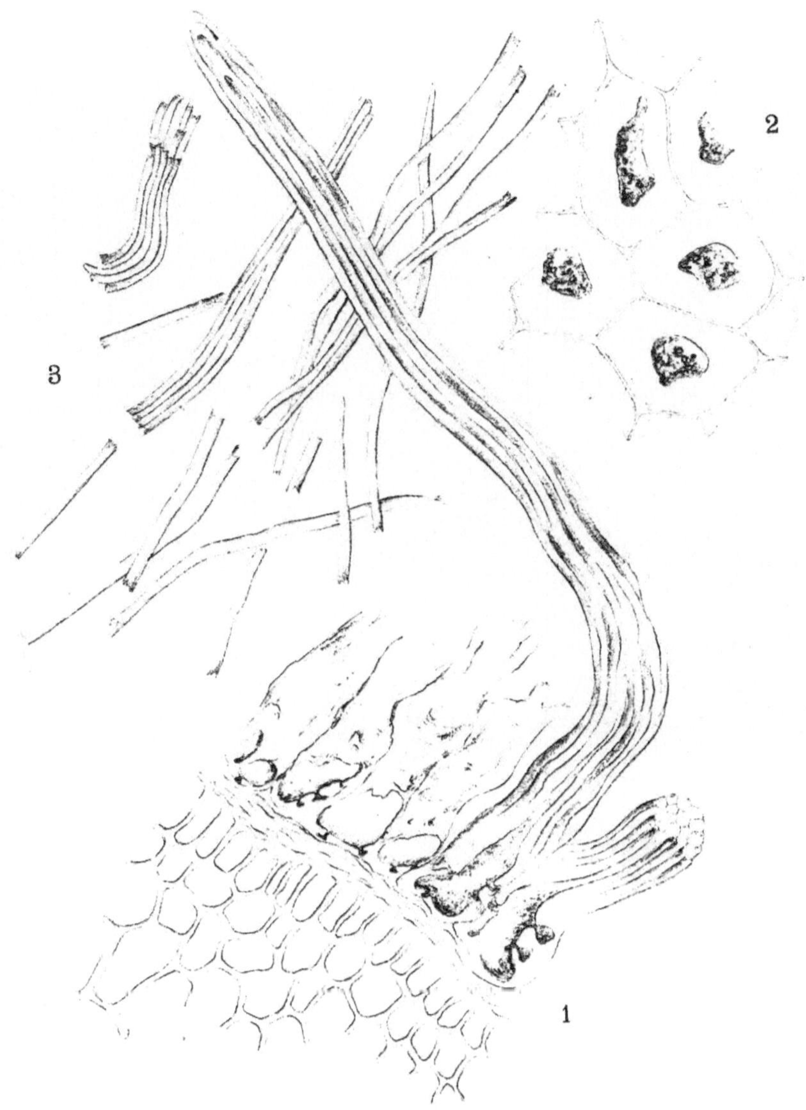

Semen Strychni.

1. Samenschale und Sameneiweiss im Querschnitt.

2. Sameneiweiss (Endosperm) gequollen.

3. Bruchstücke der Haare.

SEMEN COFFEAE TOSTAE.

Semen Coffeae tostae.

Gebrannter Kaffee.

Das Samenhäutchen der Kaffeebohne (1) besteht aus einem zusammengedrückten Parenchym und grossen spindelförmigen Zellen, die stellenweise noch eine zusammenhängende Platte bilden, meist aber auseinander gedrängt sind. Das hornige Endosperm (2) ist farblos. Die Zellen sind durch breite und flache Poren ausgezeichnet. Ihr Inhalt ist hauptsächlich Fett und Eiweiss.

Das Pulver hat die Farbe, den Geruch und Geschmack des mehr oder weniger stark gebrannten Kaffees.

Es zeigt unter Chloralhydrat zahlreiche farblose Fettkügelchen und braunen Detritus. Man muss suchen, um in letzterem die charakteristischen Zellformen des Kaffees aufzufinden: die spindelförmigen Steinzellen des Samenhäutchens und die knotig verdickten Zellen des Endosperms.

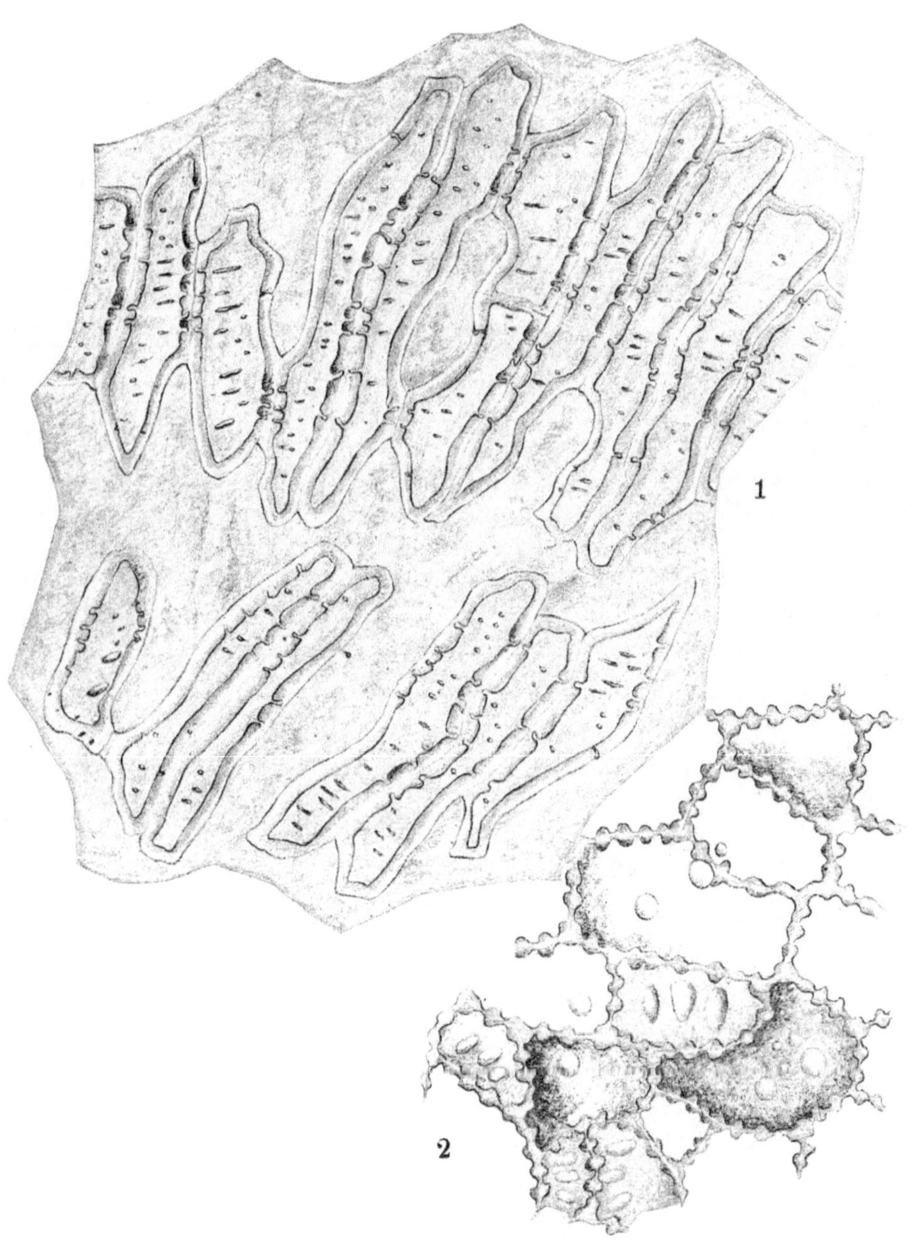

Semen Coffeae.

1. Samenhäutchen.   2. Sameneiweiss (Endosperm).

SEMEN MYRISTICAE.

Semen Myristicae

(Ph. Austr. VII. & Germ. III.).

Nux moschata, Muskatnuss.

Die braune Samenhaut (Hüllperisperm) besteht aus zahlreichen Schichten flacher Zellen. Wo sie in die Falten des Endosperms eindringt, treten in dem kleinzelligen Parenchym zahlreiche grosse Oelzellen auf, wodurch das Gewebe schwammig-starr erscheint.

Das Pulver ist röthlichbraun und hat den eigenthümlichen Geruch und Geschmack der Muskatnuss.

In Wasser besehen, erkennt man neben zahlreichen kleinen, zumeist componirten Stärkekörnern (2) eine farblose krümelige Masse (Fett und Eiweiss) und spärlich braune Gewebetrümmer (Samenhaut), auf denen mitunter (4) prismatische Krystalle (Fettsäure) liegen. Die zellige Zusammensetzung der braunen Gewebe wird nach Aufhellung durch Kalilauge deutlich. In Jodglycerin werden die Eiweisskörper braun und treten zwischen den blauen Stärkekörnern deutlich hervor. In einzelnen Eiweisskörpern (3) erkennt man ein grosses Octaëder (Aleuron).

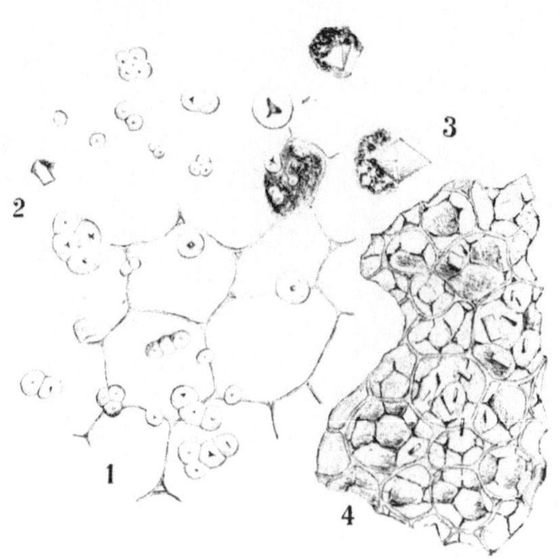

Semen Myristicae.

1. Parenchym des Endosperms.   3. Aleuronkörner.
2. Stärkekörner.   4. Samenhaut.

MACIS.

Macis

(Ph. Austr. VII.).

Arillus Myristicae, Muskatblüthe.

Die Oberhaut besteht aus lang gestreckten Zellen (2), deren derbe Wand schon in Wasser aufquillt und Schichtung zeigt. In dem grosszelligen Parenchym liegen zahlreiche grosse Oelzellen und zarte Gefässbündel. Der Inhalt der Parenchymzellen ist eine farblose Masse (Fett und Eiweiss) mit eingelagerten Körnchen (Amylodextrin). Die letzteren sieht man unter Oel deutlich. Sie sind vielgestaltig (4), quellen wie Stärke auf, färben sich aber mit Jodlösung braun.

Das Pulver ist orangebraun, von dem eigenartigen Geruch und Geschmack der Muskatblüthe.

Zahlreiche winzige farblose Körnchen (Amylodextrin) finden sich neben gelben klumpigen Massen. Wendet man, um die letzteren aufzuhellen, Chloralhydrat an, so entsteht ein Kleister mit vielen Tröpfchen Fett dazwischen. Sehr leicht erkennt man unter den Geweberesten die derbwandige Oberhaut (2) und das Parenchym mit Oelräumen; hie und da ein Spiroidenbündel (5).

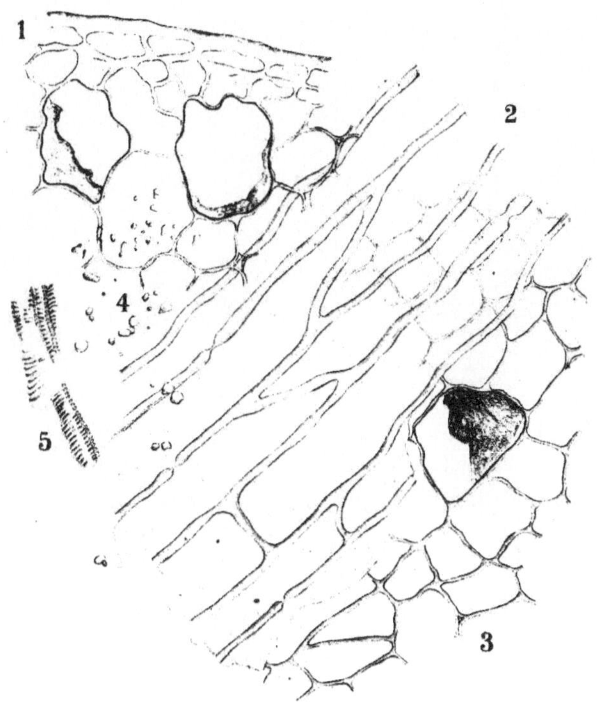

Macis.

1. Querschnitt.   3. Parenchym.
2. Oberhaut in der Flächenansicht.   4. Amylodextrin-Körnchen.
5. Gefässfragmente.

SEMEN LINI.

Semen Lini

(Ph. Austr. VII. & Germ. III.).

Leinsamen.

Die Samenschale (1) besteht aus 5 Schichten: 1. die in Wasser schichten-weise aufquellende Oberhaut (a), von einer starren Cuticula bedeckt; 2. die gelbe Parenchymschicht (b); 3. die Faserschicht (c), aus einer ein-fachen Lage sklerotischer, in der Längsrichtung der Samen gestreckter Zellen bestehend; 4. die Querzellenschicht (d), aus äusserst zarten, die Faser-schicht kreuzenden Zellen gebildet; 5. die Pigmentschicht (e), aus tafel-förmigen Zellen gebildet, deren Inhalt leicht in toto herausfällt. — Das Endosperm ist der Samenschale angewachsen, es enthält gleich den Keim-blättern Oel und Aleuron, in reifen Samen keine Stärke.

Das Pulver ist grau, frisch geruchlos, von oeligem Geschmack.

Es besteht zum grössten Theile aus ölhaltigem Gewebe (Endosperm und Embryo); doch finden sich reichlich Schalentheile, die schon unter Wasser z. Th. gut kenntlich sind, besser unter Chloralhydrat. Das auffallendste und best charakterisirende Gewebe ist die Pigmentschicht (e) mit der braunen, compacten, auch in Kali sich kaum verändernden Inhalts-masse, die auf Gerbstoff reagirt. An einzelnen Fragmenten kann man alle Schichten der Samenschale (3) bei wechselnder Einstellung unterscheiden. Unter diesen ist weiter charakteristisch die Faserschicht (c) mit den sie kreuzenden zarten Querzellen und dem sie bedeckenden lückigen Parenchym (b). Die Schleimschichten der Oberhaut sind verquollen, daher ist nur das Gerüste der Epidermis sichtbar und mitunter ein Cuticular-schüppchen (2).

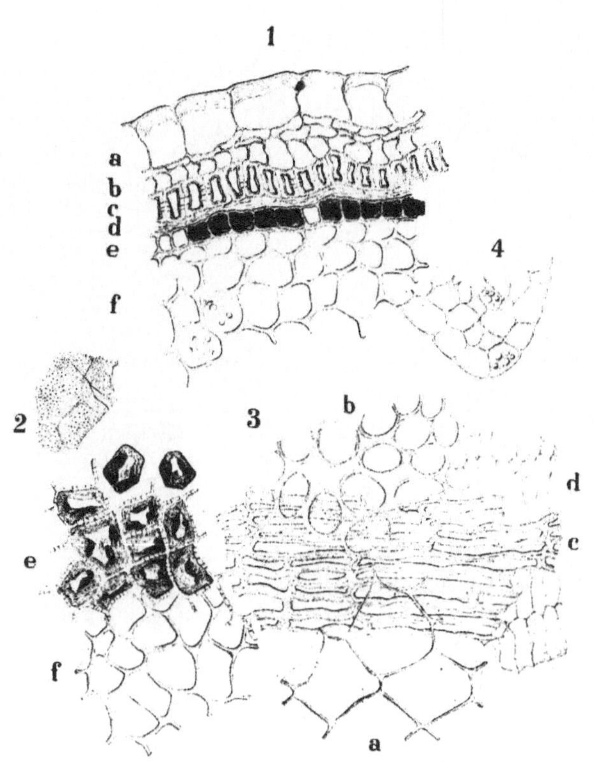

Semen Lini.

1. Querschnitt;
   a Oberhaut,
   b Parenchym,
   c Faserschicht,
   d Querzellen,
   e Pigmentschicht,
   f Sameneiweiss (Endosperm).
2. Schüppchen der Cuticula.
3. Schichten der Samenschale in der Flächenansicht.
   a bis f wie in Fig. 1.
4. Spitze eines Keimblättchens.

SEMEN FOENUGRAECI.

Semen Foenugraeci

(Ph. Germ. III.).

Bockshornsamen.

Querschnitte der Samenschale (1) zeigen 5 Schichten, von denen jedoch nur 3 der Samenschale, die beiden inneren dem mit ihr verwachsenen Endosperm angehören. 1. Die Oberhaut aus Palissadenzellen, deren äusserer Theil verschleimt ist, daher in Wasser sich löst; 2. Trägerzellen, kuppelförmig, mit gerippten Wänden; 3. eine Parenchymschicht; 4. die Kleberschicht; 5. die Schleimschicht. — An den Keimblättern kann man sehr gut die beiderseitige Oberhaut, die mehrreihige Palissadenschicht und das Schwammparenchym unterscheiden. Sie enthalten Fett und Aleuron, keine Stärke.

Das Pulver ist hell dottergelb, riecht eigenthümlich stark und schmeckt schleimig bitterlich mit einem unangenehmen Beigeschmack.

Es besitzt zwei charakteristische Gewebeformen: Die Palissadenzellen der Oberhaut (2, a) und die darunter liegenden Trägerzellen (2, b). Im Pulver finden sich oft beide im Zusammenhang, und nach Aufhellung der grünlichgelben Fragmente kann man auch das Schwammparenchym der Samenschale (2, c) und die mit ihr verwachsene Zellenlage des Endosperm (2, d) unterscheiden. Die Schleimschicht ist zu farblosen Körnchen zerrieben, die sich mit Jod nicht färben.

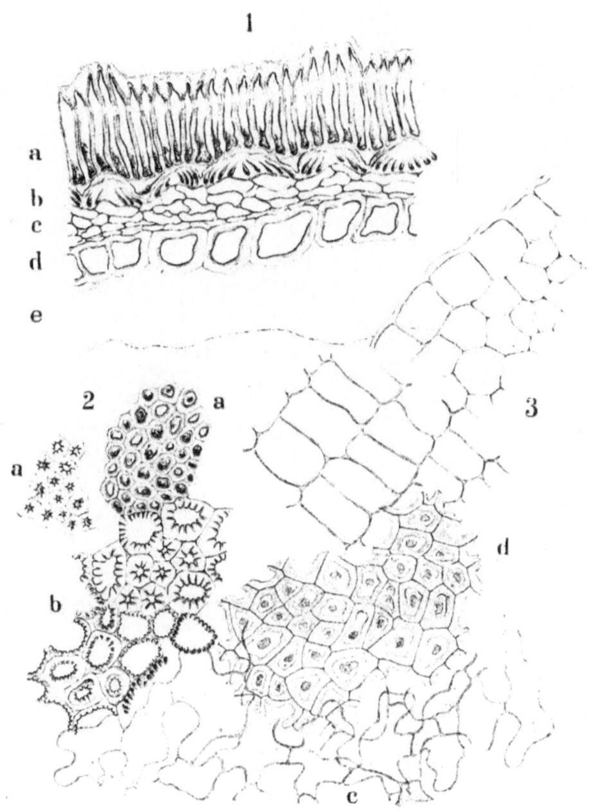

Semen Foenugraeci.

1. Samenschale im Querschnitt;
   a Oberhaut aus Palissaden-
     zellen,
   b Trägerzellen,

c Schwammparenchym,
d Kleberschicht,
e Schleimschicht.

2. Samenschale in der Flächenansicht.
   a bis d wie in Fig. 1.
3. Gewebe des Keimlings.

SEMEN QUERGUS TOSTAE.

Semen Quercus tostae

(Ph. Austr. VII.).

Glandes Quercus tostae, Eichelkaffee.

Die Oberhaut der Keimblätter (2) ist kleinzellig. Das zartzellige, von Gefässbündelchen durchzogene Parenchym (1) ist dicht mit Stärke erfüllt. Die Stärkekörner (3) sind einfach und in ihren gerundet dreieckigen Formen einigermassen charakteristisch. Neben Stärke enthalten die Zellen Gerbstoff, der durch Eisensalze blau gefärbt wird.

Das Pulver ist dunkelbraun, riecht und schmeckt angenehm brenzlich.

Es besteht grösstentheils aus Stärke (3), von der trotz des Brennens noch zahlreiche Körner gut erhalten sind. Die braunen Gewebsfragmente werden durch erwärmte Kalilauge gut aufgehellt. Sie erweisen sich als grosszelliges Parenchym, oft noch mit Kleister erfüllt. Mitunter stösst man auf ein Schüppchen der kleinzelligen Oberhaut (2) oder auf Embryonal-gewebe der Knospe oder des Würzelchens. Wurden die Schalen der Eichel mit vermahlen, so findet man reichlich farblose Steinzellen (9), die innere Oberhaut der Fruchtschale mit grossen Spaltöffnungen und langen, schlaffen, einzelligen Haaren (7), braunes Schwammparenchym (8), hie und da auch ein Fragment der charakteristischen äusseren Ober-haut (5).

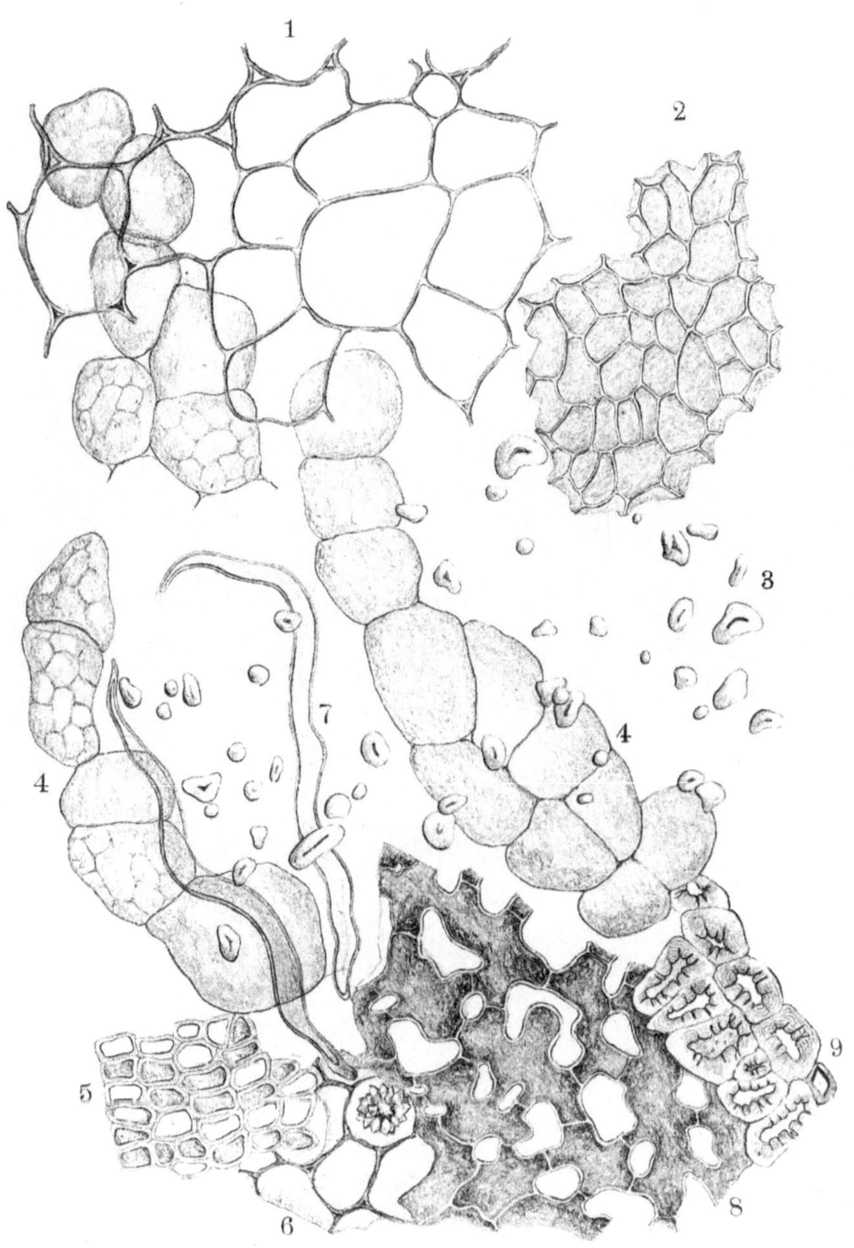

Semen Quercus tostae.

1. Parenchym }
2. Oberhaut   } der Keimblätter.
3. Stärkekörner.
4. Parenchym mit Kleister erfüllt.
5. Oberhaut der Fruchtschale.

6. Parenchym mit Krystalldrusen.
7. Haare der Fruchtschale.
8. Schwammparenchym der Samenhaut.
9. Steinzellen mit Krystallen.

SEMEN SINAPIS NIGRAE.

Semen Sinapis nigrae

(Ph. Austr. VII. & Germ. III.).

Schwarzer Senf.

Querschnitte durch die Samenschale (1) lassen 6 Schichten erkennen, von denen jedoch die beiden inneren dem Endosperm angehören. 1. Die Oberhaut (a) aus polygonalen Zellen, die in Wasser schichtenweise aufquellen; 2. Grosszelliges Parenchym in einer einfachen Lage; 3. Palissadenzellen (b), deren Grund becherförmig verdickt ist; 4. Pigmentschicht (c), deren brauner Farbstoff sich mit Eisensalzen blau färbt und durch Kalilauge vollständig gelöst wird; 5. Kleberschicht (d); 6. Obliterirtes Parenchym. — Das kleinzellige Gewebe der Keimblätter (e) enthält Fett und Eiweiss.

Das Pulver ist grünlichgelb, von braunen Pünktchen gesprenkelt, das feinste Pulver ist jedoch homogen gefärbt. Es ist geruchlos, schmeckt anfangs oelig, dann brennend scharf.

In Wasser oder Glycerin scheinen die Gewebefragmente mit Stärke vollgepfropft zu sein. Die Körnchen färben sich aber mit Jod nicht blau, und untersucht man das Pulver in Chloralhydrat, dann ist das Gesichtsfeld übersät mit Fett in grossen und kleinen Tropfen. Stärke fehlt. Unter den Gewebsfragmenten fallen sofort die braunen, durch die dunkle Felderung charakteristischen Flächenansichten der Becherzellen auf (2, b). Mitunter sind sie noch in Verbindung mit den sog. Kleberzellen (Rest des Endosperm). Reichlich findet sich auch das zartzellige Gewebe des Keimlings (1, e). In hohem Grade charakteristisch, aber in gut kenntlichem Zustande nicht leicht aufzufinden, sind die farblosen dünnhäutigen Theile der Becherzellen.

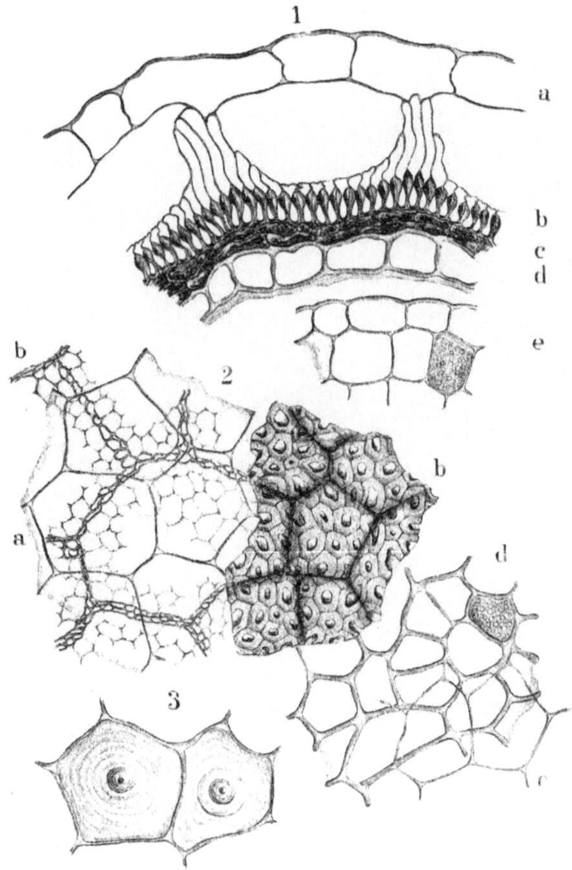

Semen Sinapis nigrae.

1. Samenschale im Querschnitt;
   a Oberhaut (ohne Schleim),
   b Becherzellen (zwischen beiden das grosszellige Parenchym),
   c Pigmentschicht,
   d Kleberschicht und obliterirtes Parenchym,
   e Keimling.
2. Samenschale in der Flächenansicht.
   a bis d wie in Fig. 1.
3. Oberhautzellen mit Schleim erfüllt.

SEMEN CACAO.

Semen Cacao.

Fabae Cacao, Cacaobohnen.

Die theilweise noch von den Resten des Fruchtmuses bedeckte Samenschale zeigt am Durchschnitte unter der Epidermis grosse, gekammerte Schleimzellen, und weiter nach innen eine einfache Reihe, kleiner, hufeisenförmig verdickter Zellen im lückigen Parenchym (1, a). Zwischen diesen und den Schleimzellen verlaufen die umfangreichen, aber aus kleinen Elementen aufgebauten Gefässbündel. — Die innere Samenhaut (3) haftet nicht an der Samenschale. Sie besitzt eine Oberhaut aus lang gestreckten Zellen und besteht im Uebrigen aus schlaffem Parenchym, welch' letzteres in die Falten der Keimblätter eindringt. In den Zellen des Samenhäutchens liegen oft Fettsäure-Krystalle. — Die Keimblätter (4) sind von zarten Gefässbündeln durchzogen und tragen eigenthümliche Gliederhaare (Mitscherlich'sche Körperchen). Sie enthalten gleich den Oberhautzellen braune Kügelchen. Das Cotyledonargewebe (6) ist zartzellig, erfüllt mit Fett, Eiweiss und Stärke; zerstreute Zellen enthalten braunen oder violetten Farbstoff.

Das Pulver ist braun, riecht schwach und schmeckt bitterlich.

Es besteht (unter Glycerin besehen) aus gelben, rothbraunen, vereinzelt auch violetten krümeligen Massen (Fett und Eiweiss mit Farbstoff), die mit farblosen Körnchen verbacken sind. Die letzteren finden sich auch frei und erweisen sich als einfache oder zu wenigen zusammengesetzte Stärkekörner (7). In wässeriger Jodlösung färben sie sich kaum, leicht in alkoholischer. In Chloralhydrat quellen sie nur theilweise rasch auf, offenbar weil die Fetthülle das Eindringen des Reagens hemmt. Vom Cotyledonargewebe mit den charakteristischen Haaren (4) und von dem die Falten auskleidenden Samenhäutchen (3) sind nur spärliche Reste kenntlich. Wurde die Schale mit vermahlen, so findet man reichlicher Spiroiden und ausser grosszelligem Schwammparenchym als charakteristisches Gewebe die einfache, stellenweise durchbrochene Steinzellenschicht (2), deren einseitige Verdickung in der Flächenansicht nicht erkennbar ist.

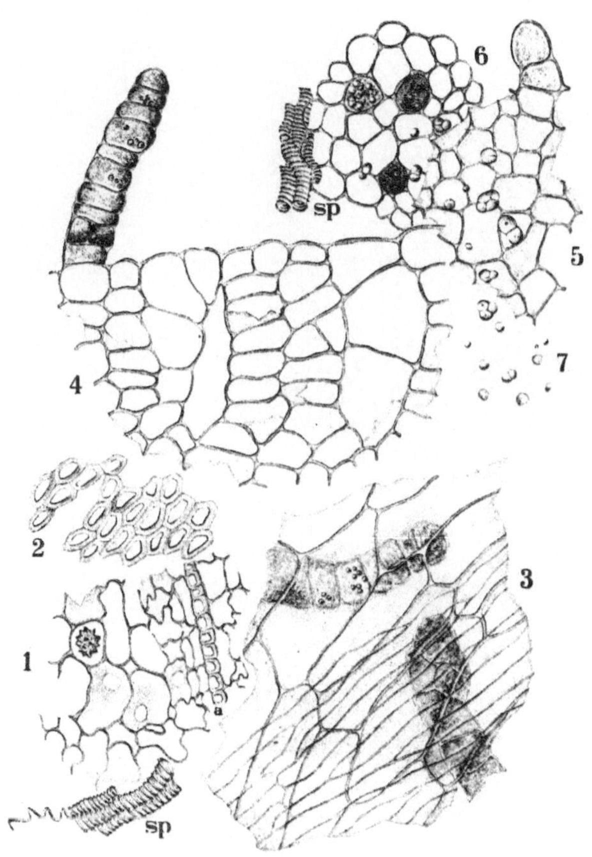

Semen Cacao.

1. Schalenparenchym mit der Steinschicht a
   und Gefässen sp.
2. Steinschicht (a) in der Flächenansicht.
3. Samenhaut, darunter Haare.
4. Keimblatt im Querschnitt.
5. Oberhaut des Keimblattes, oben mit einem
   jungen Härchen.
6. Parenchym des Keimblattes mit Gefässen sp.
7. Stärkekörner.

GUARANA.

Guarana

(Ph. Austr. VII.).

Semen Paulliniae, Pasta Guarana.

Das Pulver ist hell röthlichbraun, geruchlos, schwach zusammenziehend bitterlich schmeckend.

Es besteht grösstentheils aus farblosen Kleisterklumpen (1), theilweise
noch in Zellen eingeschlossen. Nur selten stösst man auf einzelne unversehrte Stärkekörner (5) oder auf braune Gewebstrümmer der Samenschale (3), darunter Steinzellen (2). Wird das Pulver in Kalilauge
erwärmt, dann erscheint das Gesichtsfeld stellenweise übersät mit Krystallnadeln (Coffëin?).

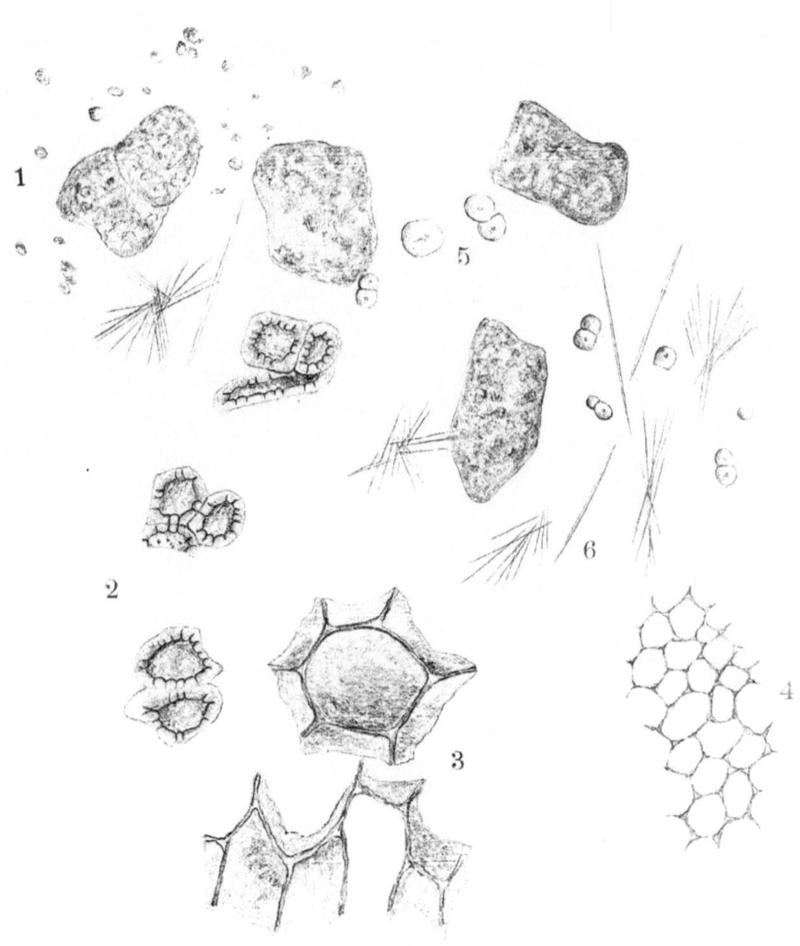

Guarana.

1. Verkleisterte Stärke.

2. Steinzellen.

3. Braunes Parenchym.

4. Farbloses Embryonalgewebe.

5. Stärkekörner.

6. Krystallnadeln.

CORTEX QUERCUS.

Cortex Quercus

(Ph. Austr. VII. & Germ. III.)

Eichenrinde.

Der Kork besteht aus kleinen, flachen Zellen mit rothbraunem Inhalt (1). Die primären Bastfaserbündel sind durch zwischengelagerte Steinzellen zu einem Sklerenchymring (2) verbunden. In der Innenrinde (3) wechseln Bastfaserbündel mit breiteren Weichbastschichten. Die Markstrahlen sind zumeist einreihig, aber auch zwei- und dreireihig. Die Bastfaserbündel sind von Einzelkrystallen umlagert. Im Weichbaste und in der primären Rinde Krystalldrusen und Steinzellengruppen. Wegen des Gerbstoffgehaltes färbt sich die Rinde mit Eisensalzen blau. — Stärke fehlt.

Das Pulver ist röthlichbraun, fast geruchlos und schmeckt stark zusammenziehend.

Unter Wasser unterscheidet man leicht die farblosen Steinzellen und Bastfasern mit Krystallen belegt, auch einzelne freie Einzelkrystalle und Krystalldrusen wie in der Weidenrinde (s. Taf. LXXI). Charakteristisch für Eichenrinde sind Bastfasern in Verbindung mit Steinzellen, wie sie im Sklerenchymringe (2) vorkommen, ferner Fragmente des dunkelbraunen Plattenkorkes (4). In günstigen Fällen bekommt man dieselben im Querschnitte zu Gesicht.

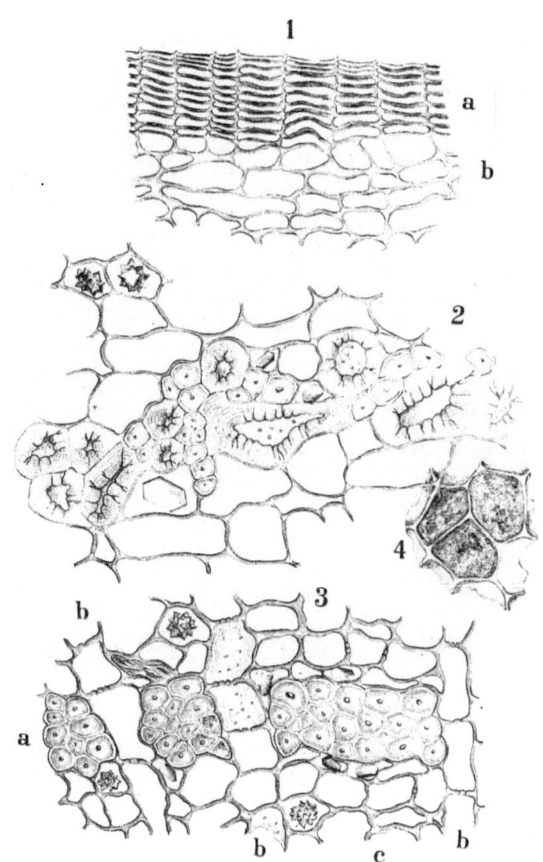

Cortex Quercus.

1. Aussenrinde im Querschnitt;
   a Kork,
   b primäre Rinde.

2. Sklerenchymring der Mittelrinde.

3. Innenrinde;
   a Bastfaserbündel,
   b Markstrahlen.

4. Kork in der Flächenansicht.

CORTEX SALICIS.

Cortex Salicis

(Ph. Austr. VII.).

Weidenrinde.

Der Kork (1) entsteht aus der Oberhaut, und die ältesten Lagen desselben nehmen epidermoidalen Charakter an und füllen sich mit gelber, brauner oder rother Masse. Im Uebrigen ist die Weidenrinde im histologischen Baue der Eichenrinde sehr ähnlich (vergl. Taf. LXX), nur bildet sie selten (in einigen Arten) Steinzellen, niemals einen Sklerenchymring, und die Markstrahlen sind stets nur einreihig. — Mit Eisensalzen färbt sich die Weidenrinde grün (Gerbstoff), mit konzentrirter Schwefelsäure roth (Salicin).

Das Pulver ist grünlich, fast geruchlos und schmeckt mehr bitter als zusammenziehend.

Trotz der Aehnlichkeit mit der Eichenrinde ist das Pulver der Weidenrinde doch leicht zu unterscheiden. Es enthält neben den vor Allem auffallenden Bastfaserbündeln (3) mit Krystallbelag reichlich Oberhautstücke (2), und nicht selten stösst man auf Querschnitte der Aussenrinde (1). Steinzellen fehlen zumeist, Stärke immer.

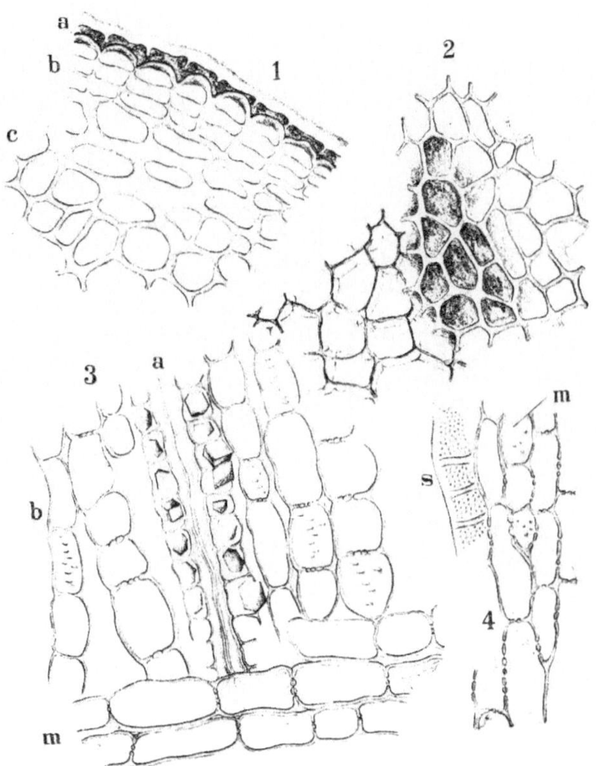

Cortex Salicis.

1. Aussenrinde im Querschnitt;
   a Oberhaut,
   b Kork,
   c Primäre Rinde.
2. Oberhaut in der Flächenansicht, darunter
   Kork.

3. Innenrinde im radialen Längsschnitt.
   a Bastfasern mit Krystallkammerfasern,
   b Bastparenchym,
   m Markstrahl.
4. Innenrinde im tangentialen Längsschnitt;
   m Markstrahl,   s Siebröhre.

CORTEX CINNAMOMI.

Cortex Cinnamomi

(Ph. Austr. VII. & Germ. III.).

Cortex Cassiae, Zimmtrinde, Chinesischer Zimmt.

Der Kork (1) ist nur stellenweise erhalten. Er besteht aus flachen, theilweise sklerosirten Zellen mit rothbraunem Inhalt. Die breite Mittelrinde enthält grosse Schleimzellen (s), ab und zu schwach verdickte Steinzellen. Die primären Bastfaserbündel (2) sind von meist einseitig (innen) verdickten Steinzellen umlagert, die jedoch keinen geschlossenen Sklerenchymring bilden. Der Bast ist von meist zweireihigen Markstrahlen durchzogen (3, m). Die gedrungen spindelförmigen Bastfasern (6) sind einzeln zerstreut (3, b). Einzelne durch ihre Grösse auffallende Zellen enthalten Schleim und ätherisches Oel (3, s). Das Bastparenchym ist stellenweise sklerosirt (5). Mit Ausnahme der Bastfasern sind alle Membranen von dem Zellinhalt imbibirt. Dieser wird durch Eisensalze grün gefärbt (Gerbstoff). Das Parenchym der Mittel- und Innenrinde enthält meist reichlich Stärke (4), mitunter auch kleine Oxalatnadeln (3, m).

Das Pulver hat die bekannte braune Farbe und den charakteristischen Geruch und Geschmack.

Kugelige und zusammengesetzte Stärkekörner (4) neben braunen Geweben bedecken das Gesichtsfeld. Unter den Geweben erkennt man schon in Wasser die mannigfach geformten, oft einseitig verdickten Steinzellen (2 u. 5) und die Bastfasern (6) mit anhaftendem Parenchym. In grösseren Fragmenten kann man oft Schleimzellen gut unterscheiden. Charakteristisch ist auch der Steinkork in der Flächenansicht (7).

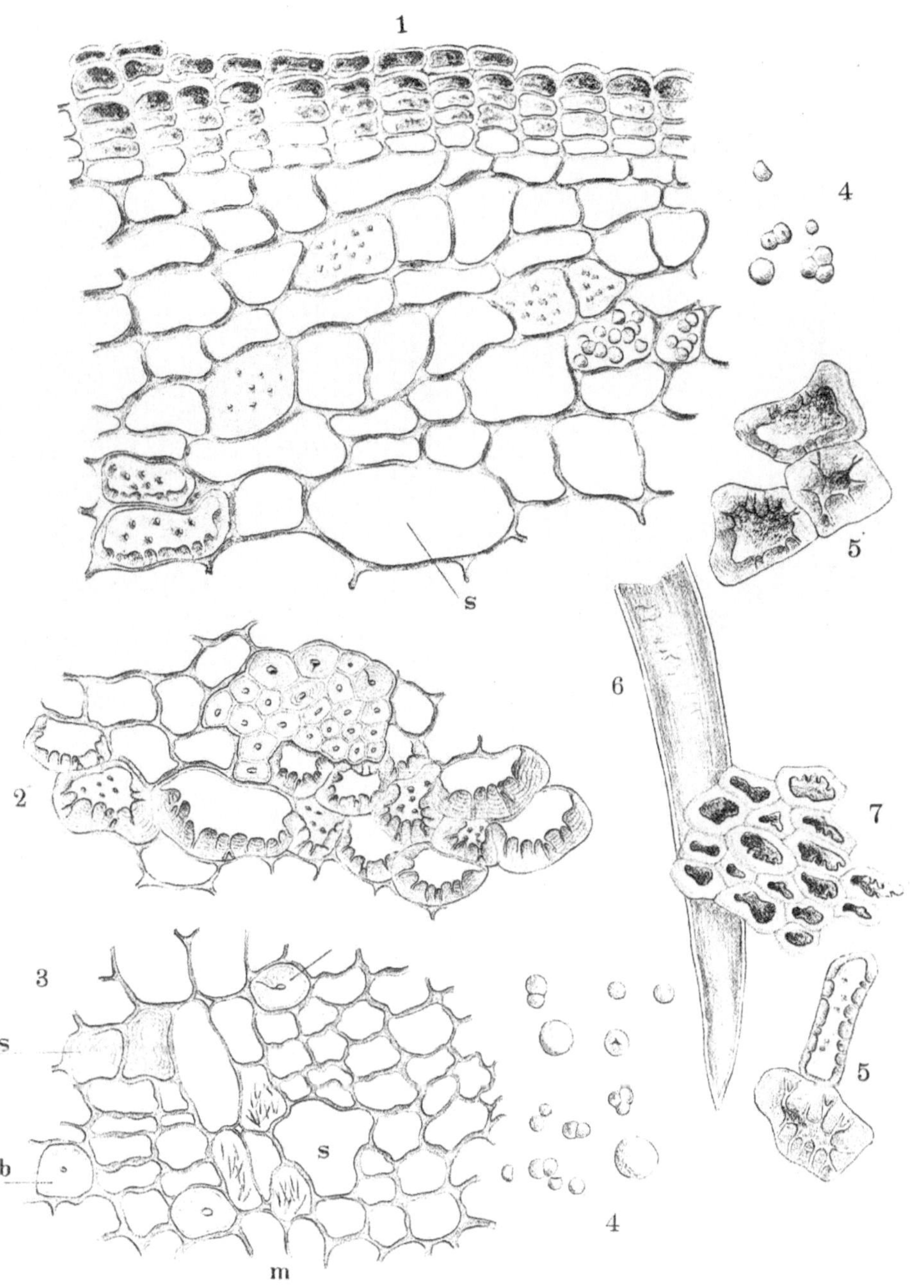

Cortex Cinnamomi.

1. Kork und primäre Rinde im Querschnitt;
   s Schleimzelle.

2. Sklerenchymring der Mittelrinde.

3. Innenrinde;
   m Markstrahl,
   b Bastfasern,
   s Schleimzellen.

4. Stärkekörner.

5. Steinzellen aus der Innenrinde.

6. Bruchstück einer Bastfaser.

7. Steinkork in der Flächenansicht.

CORTEX FRANGULAE.

CORTEX RHAMNI PURSHIANAE.

Cortex Frangulae

(Ph. Austr. VII. & Germ. III.).

Faulbaumrinde.

Der Kork besteht aus flachen, mit purpurrother Masse erfüllten Zellen. Im Baue der Mittel- und Innenrinde ist sie der Eichenrinde sehr ähnlich, nur fehlen die Steinzellen. Viele Zellen enthalten Oxalatdrusen, in der Umgebung der Bastfaserbündel Einzelkrystalle. Der formlose grünlichgelbe Zellinhalt des Parenchyms, besonders der Markstrahlen, löst sich in Kalilauge mit schön rother Farbe (Frangulin).

Das Pulver ist bräunlichgelb, fast ohne Geruch, bitter, den Speichel gelb färbend.

Es zeigt mit Ausnahme der Steinzellen dieselben geformten Bestandtheile wie die Eichenrinde (mit Krystallen belegte Bastfasern, Kork, freie Krystalle). Charakteristisch ist die Rothfärbung mit Alkalien.

Cortex Rhamni Purshianae

(Ph. Austr. VII.).

Cascara sagrada.

Die amerikanische Faulbaumrinde unterscheidet sich von der heimischen hauptsächlich durch Steinzellengruppen in der primären und secundären Rinde, doch kommt es nicht zur Bildung eines geschlossenen Sklerenchymringes wie in der Eichenrinde. Die Markstrahlen sind breiter, bis fünfreihig, und die Schichtung des Weichbastes ist ausgeprägter, weil die Siebröhren bedeutend weitlichtiger sind als das Bastparenchym.

Das Pulver ist dottergelb. Ist es durch die Reaction mit Kalilauge als Rhamnus erkannt, dann entscheidet das Vorkommen von Steinzellen die Art.

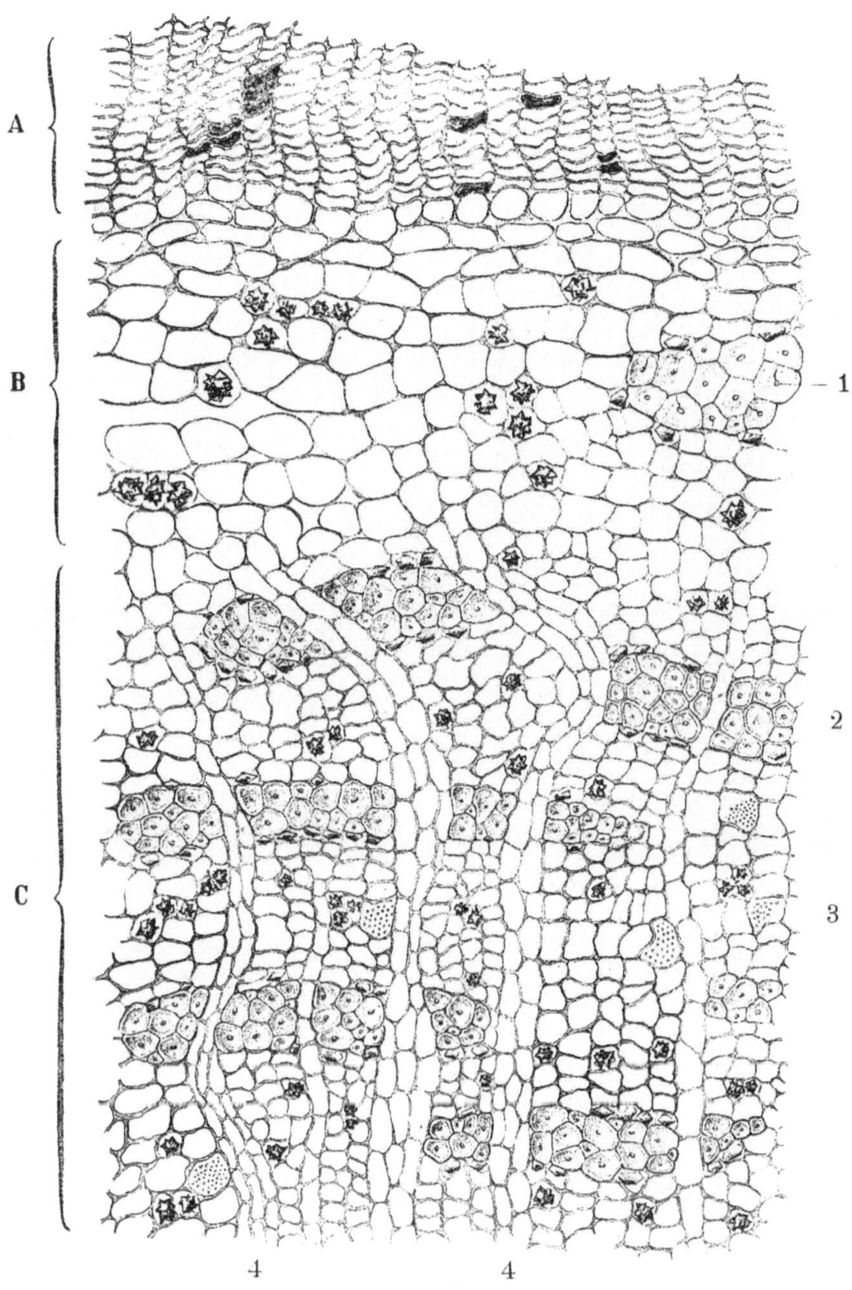

Cortex Frangulae.

A. Aussenrinde (Kork).

B. Mittelrinde (primäre Rinde).

C. Innenrinde (Bast).

1. Primäres Bastfaserbündel.

2. Secundäre Bastfaserbündel.

3. Weichbast (Parenchym und Siebröhren).

4. Markstrahlen.

CORTEX CASCARILLAE.

Cortex Cascarillae

(Ph. Austr. VII. & Germ. III.).

Der Kork ist flachzellig (1), in den älteren Lagen einseitig sklerosirt, durch Phelloderma in die schmale Mittelrinde übergehend. Die Innenrinde (3) ist von 1—2reihigen, nach aussen erweiterten Markstrahlen durchzogen. Sie besteht vorwiegend aus Weichbast mit obliterirten Siebröhrensträngen (3, s). Mit Ausnahme des primären Bündels sind die Bastfasern meist einzeln zerstreut (3, b). Sie sind durch deutliche Schichtung ausgezeichnet. Das Parenchym der primären und sekundären Rinde enthält reichlich kleinkörnige, zum Theil zusammengesetzte Stärke (7), und in besonderen Zellen eine rothbraune harzige Masse, die mit Eisensalzen sich blau färbt. In den Markstrahlen liegen Oxalatdrusen, in der Mittelrinde ebensolche, ausserdem auch ansehnliche Einzelkrystalle.

Das Pulver ist braun, riecht schwach eigenthümlich aromatisch und schmeckt gewürzhaft bitter.

Die Stärke (7) fällt neben dem dunkelbraunen Gewebedetritus wenig auf. Man muss die Körnchen ebenso wie die Krystalle (8) suchen. Die Gewebe bedürfen der Aufhellung durch Erwärmen in Kalilauge, bleiben aber auch dann zum Theil undeutlich. Charakteristisch sind die zierlich geschichteten Bastfasern (4) und die dunkelbraunen Secretschläuche (4, h), deren Inhalt mitunter in toto herausgefallen ist (5). Manche Partikel bieten tangentiale Ansichten (4), in denen die einreihigen Markstrahlen mit den Krystalldrusen wie Kammerfasern aussehen. Auch Korkstücke finden sich reichlich in Quer- und Flächenansichten (1 u. 2).

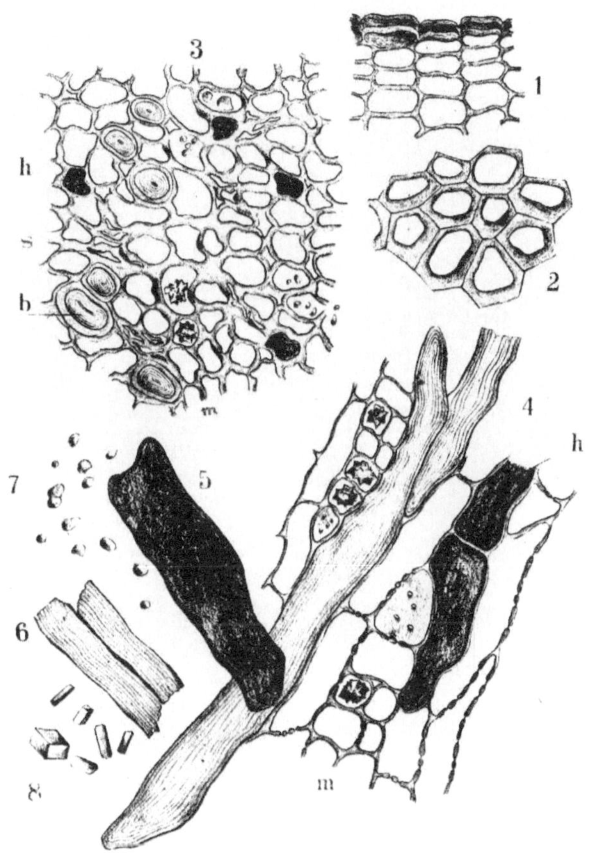

Cortex Cascarillae.

1. Kork und Phelloderma im Querschnitt.
2. Kork in der Flächenansicht.
3. Innenrinde im Querschnitt;
   h Harzschlauch,
   s Siebröhrenbündel,
   b Bastfasern,
   m Markstrahl.
4. Innenrinde im tangentialen Längsschnitt;
   m Markstrahl,
   h Harzschlauch.
5. Harzklumpen.
6. Bruchstück einer Bastfaser.
7. Stärkekörnchen.
8. Krystalle aus Kalkoxalat.

CORTEX QUILLAJAE.

Cortex Quillajae

(Ph. Germ. III.).

Seifenrinde, Panamarinde.

Die Bastplatten zeigen am Querschnitte schon dem freien Auge eine zarte quadratische Felderung: die Markstrahlen werden von den sklerotischen Faserschichten regelmässig gekreuzt (1). Im Weichbaste sind die Siebröhren ungewöhnlich leicht aufzufinden, besonders auf Längsschnitten (2 u. 3). Zahlreiche Zellen führen grosse Oxalatprismen (1, k), das übrige Parenchym enthält eine farblose, in Wasser leicht lösliche Masse (Saponin) nebst spärlichen kleinen Stärkekörnern (1, a). Die knorrigen Fasern sind von sklerotischem Bastparenchym begleitet.

Das Pulver ist graulichweiss, fast geruchlos, aber zum Niesen reizend. Der Geschmack ist schleimig scharf. Mit Wasser geschüttelt, schäumt es.

Der ganze Detritus ist farblos, nur ganz vereinzelt finden sich braune Klümpchen (3, h). Schon unter Wasser erkennt man leicht die Bruchstücke der Fasern (2, b), zum Nachweis der Stärke (1, a) ist Zusatz von Jod empfehlenswerth. Durch Erwärmen in Kalilauge wird nicht viel gewonnen; ausnahmsweise gelingt es, ein Fragment des Weichbastes mit den charakteristischen Siebröhren (3) unversehrt aufzufinden.

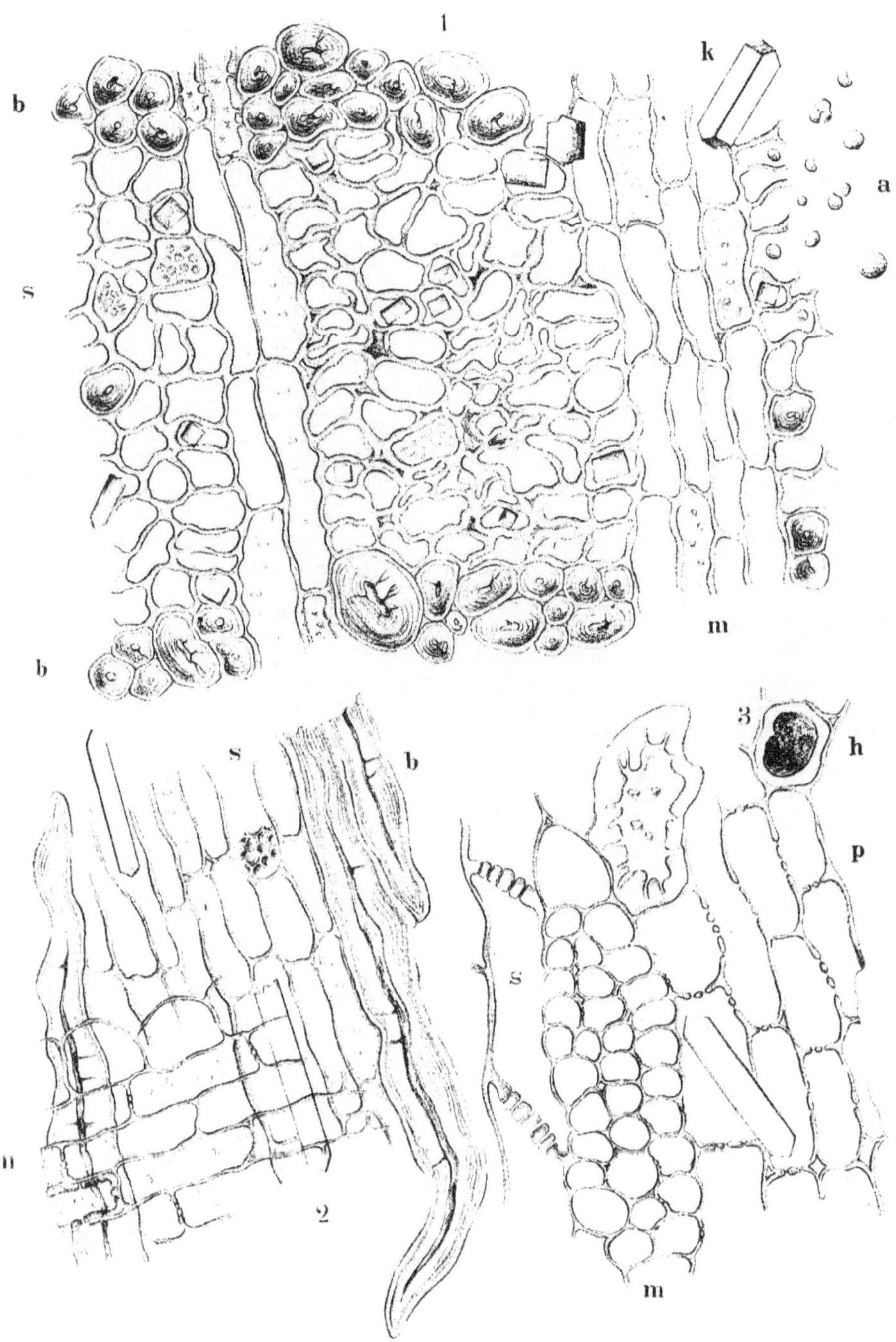

Cortex Quillajae.

1. Innenrinde im Querschnitt;
   b Bastfaserplatten,
   s Siebröhren,
   m Markstrahl,
   k Kalkoxalatprisma,
   a Stärkekörnchen.

2. Innenrinde im radialen Längsschnitt;
   b, s und m wie in Fig. 1.

3. Weichbast im tangentialen Längsschnitt;
   m Markstrahl,
   s Siebröhre,
   p Bastparenchym,
   h Harzschlauch.

CORTEX GRANATI.

Cortex Granati

(Ph. Austr. VII. & Germ. III.).

Granatbaumrinde.

Die Tafelzellen des Korkes tragen an der Innenseite eine farblose Verdickungsschicht (1), an welcher in der Flächenansicht Poren sichtbar sind (2). Die Mittelrinde ist schmal, die Innenrinde von wenig deutlichen, einreihigen Markstrahlen durchzogen (3), frei von Bastfasern. Das kleinzellige und derbwandige Parenchym enthält in allen Theilen kleinkörnige Stärke und Krystalldrusen, in manchen Rinden ausserdem viele Einzelkrystalle. Die Krystallkammerfasern bilden im Baste tangentiale Reihen, welche von den krystallfreien Markstrahlen unterbrochen werden (3). Hie und da findet sich eine ausserordentlich grosse Steinzelle (6).

Das Pulver ist gelblichgrau, geruchlos, zusammenziehend und bitterlich schmeckend.

Im feinen Pulver sind die Krystalldrusen zerrieben, und da auch die kleinen Stärkekörner wenig hervortreten, kann man erst nach sorgfältiger Durchmusterung der mittels Kalilauge aufgehellten Präparate charakteristische Bestandtheile auffinden. Zu diesen zählt der Kork in der Quer- (1) und Flächenansicht (2) und die kolossalen Steinzellen (6), die aber nicht immer vorhanden sind. An grösseren Fragmenten kann man auch die Eigenthümlichkeiten des Bastgewebes (4 u. 5) und die zahlreichen Kammerfasern unterscheiden.

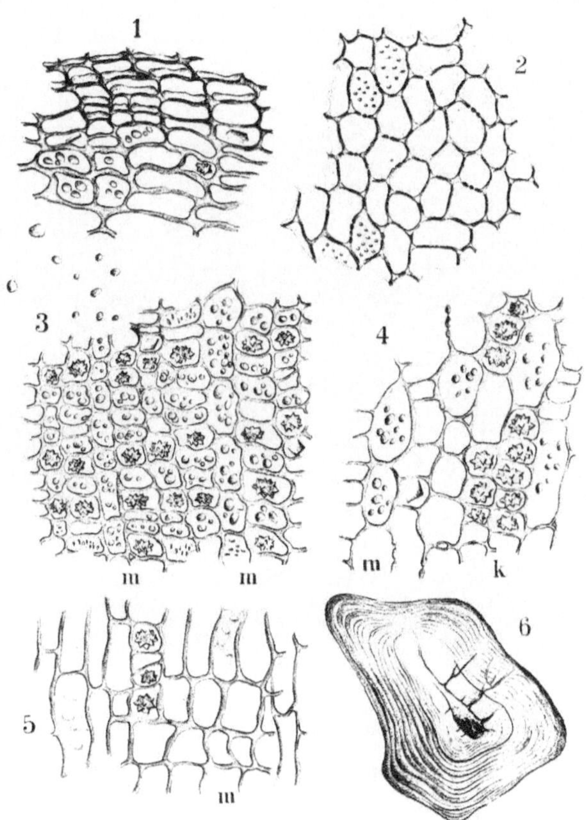

Cortex Granati.

1. Kork und Phelloderma im Querschnitt.
2. Kork in der Flächenansicht.
3. Innenrinde im Querschnitt, mit Krystalldrusen, Einzelkrystallen und Stärke;
   m Markstrahlen.
4. Innenrinde im tangentialen Längsschnitt;
   m Markstrahl,
   k Krystallkammerfasern.
5. Innenrinde im radialen Längsschnitt;
   m Markstrahl.
6. Steinzelle.

CORTEX QUEBRACHO.

Cortex Quebracho

(Ph. Austr. VII.).

Quebrachorinde.

Ein klein- und zartzelliger Kork hat tief in den Bast eingegriffen und eine mächtige Borke abgegliedert. Der Bast ist von mehrreihigen Markstrahlen durchzogen (1). Der Weichbast ist zartzellig, von obliterirten Siebröhrensträngen durchsetzt. Einzelne mächtige Bastfasern, dicht mit Krystallen belegt (1, b und 2), sind in ihm zerstreut. Stellenweise sind die Bastfasern von sklerotischem Parenchym umlagert, und in diesen Steingruppen sind auch die Markstrahlzellen sklerosirt. Diese Sklerenchymgruppen sind es, die schon mit freiem Auge an Quer- und Längsschnitten in tangentialer Anordnung sichtbar sind. Das dünnwandige Parenchym aller lebenden (d. h. innerhalb der Borke gelegenen) Rindentheile enthält kleinkörnige Stärke (1, rechts oben).

Das Pulver ist röthlichbraun, geruchlos, sehr bitter.

Schon unter Wasser kann es sicher erkannt werden. Man findet einfache, selten zusammengesetzte Stärkekörner (1, a), zahlreiche gut ausgebildete Krystalle, farblose Steinzellen verschiedener Grösse, Form und Verdickung, hie und da auch ein mit Krystallen belegtes Faserfragment (2, b) und ein braunes Korkschüppchen. Die Gewebe des Weichbastes (3) sind in feinen Pulvern auch nach der Aufhellung nur mit Mühe auffindbar.

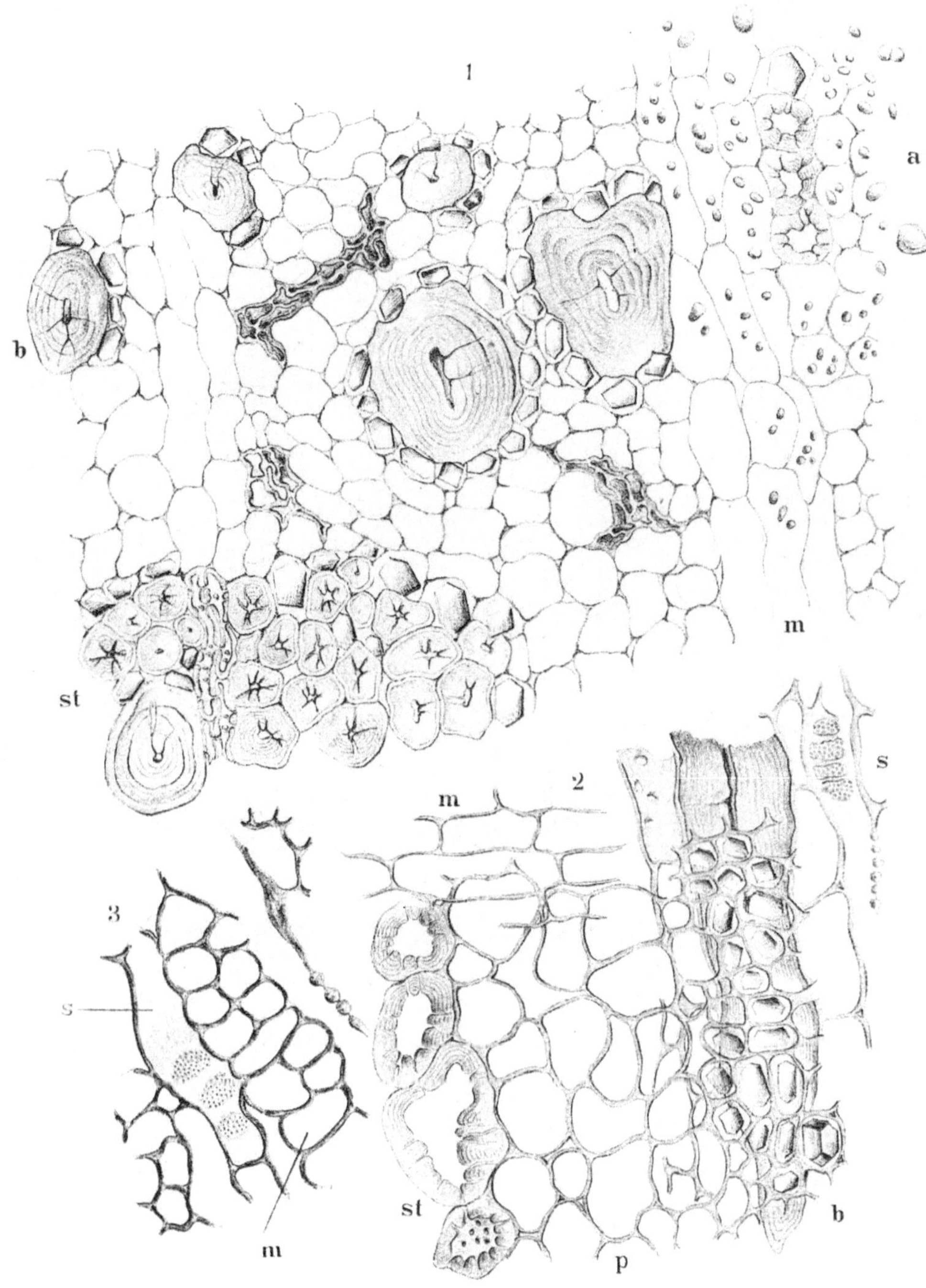

Cortex Quebracho.

1. Innenrinde im Querschnitt;
   b isolirte Bastfaser,
   st Steinzellengruppe,
   m Markstrahl,
   a Stärkekörnchen.

2. Radialschnitt;
   m Markstrahl,
   st Steinzellen,
   p Bastparenchym,
   s Siebröhren,
   b Bastfaser mit Krystallbelag.

3. Tangentialschnitt;
   s Siebröhre,
   m Markstrahl.

CORTEX CONDURANGO.

Cortex Condurango

(Ph. Austr. VII. & Germ. III.).

Condurango-Rinde.

Die kleinen, flachen und dünnwandigen Korkzellen (1) gehen allmälig in das Parenchym der primären Rinde über. Das Phelloderma enthält zahlreiche Rhomboeder, die primäre Rinde vorwiegend Drusen aus Kalkoxalat. Kleine Bündel aus dünnen, glänzenden Bastfasern (2, b) bezeichnen die Grenze der Innenrinde. Diese entbehrt der Bastfasern. Sie ist von einreihigen Markstrahlen durchzogen, die kurzzellig sind, daher sich auf Querschnitten wenig deutlich von den Baststrahlen abheben. Es fallen zunächst gelbe Steinzellengruppen (2, st) auf, ferner viele Milchsaftschläuche (2, l). Das Parenchym enthält wie in der Mittelrinde kleinkörnige Stärke und zahlreiche Krystalldrusen.

Das Pulver ist gelblichbraun, fast geruchlos, bitterlich.

Unter Wasser findet man die zusammengesetzten Stärkekörner (a), Rhomboeder und Krystalldrusen, gelbe Steinzellen mit ungewöhnlich breiten, ästigen Porencanälen (st), vereinzelt lange farblose Bastfasern (3, b) und Korkschüppchen. Die charakteristischen Milchsaftschläuche (l) sind im Pulver nicht leicht zu erkennen.

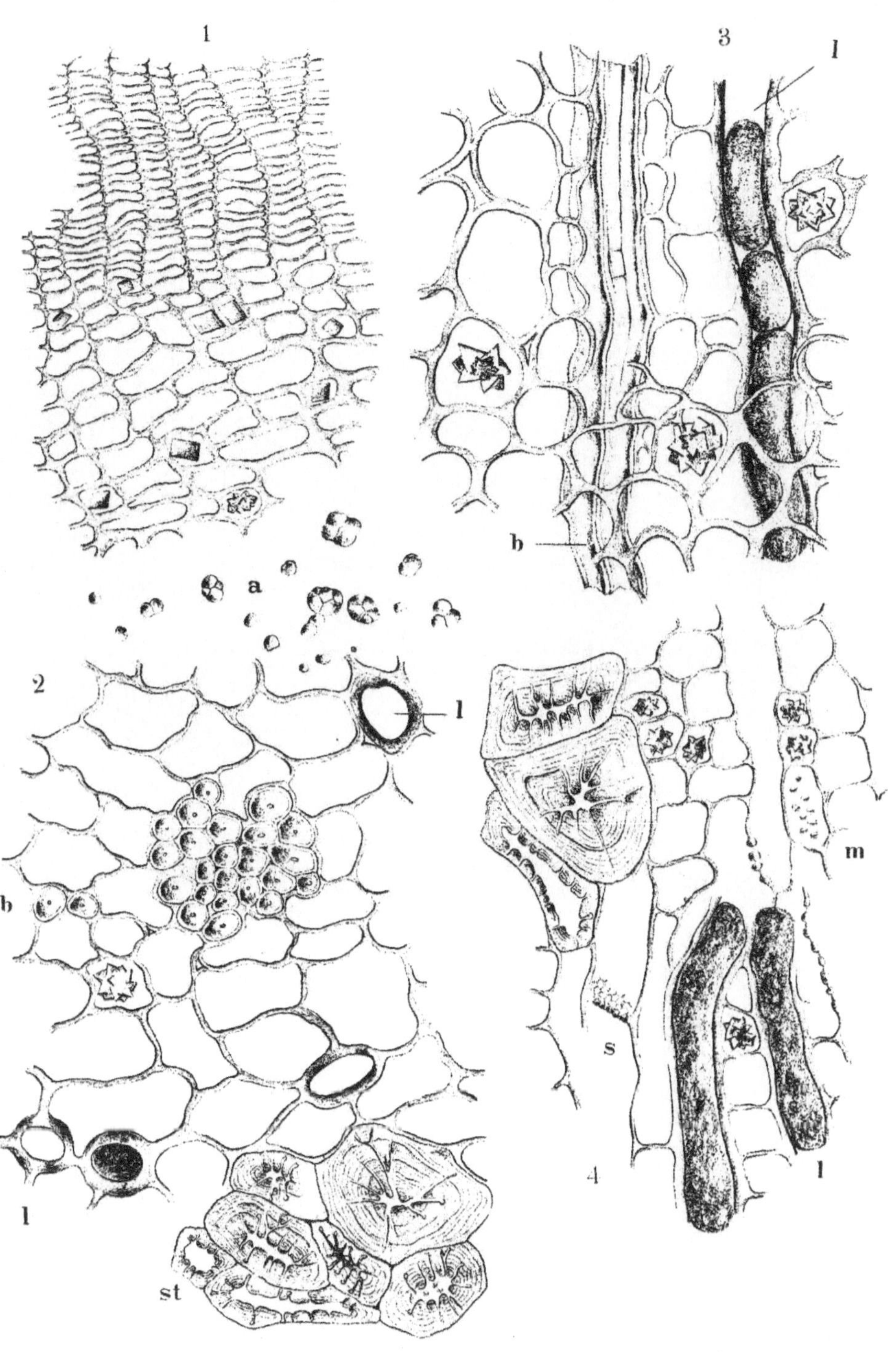

Cortex Condurango.

1. Kork und Phelloderma im Querschnitt.
2. Mittel- und Innenrinde im Querschnitt;
   a Stärkekörner,
   b primäre Bastfaserbündel,
   l Milchsaftschläuche,
  st Steinzellengruppe.

3. Radialer Längsschnitt in
   der Gegend der primären
   Faserbündel;
   b zwei Bastfasern,
   l Milchsaftschlauch.

4. Tangentialer Längsschnitt
   der Innenrinde;
   m Markstrahl,
   l Milchsaftschlauch,
   s Siebröhren.

CORTEX CHINAE.

Cortex Chinae

(Ph. Austr. VII. & Germ. III.).

Chinarinde.

Der Kork ist flachzellig, dünnwandig (1); an älteren Rinden bildet er
Borke. Die Mittelrinde wird frühzeitig tangential stark gestreckt (1) und
dadurch werden die Fasern der primären Bündel auseinander gedrängt.
An der Grenze der Innenrinde liegen „Milchsaftschläuche" im
Kreise (2); sie sind jedoch nicht immer erkennbar, weil sie entweder
nicht weitlichtiger sind als das umgebende Parenchym oder zusammengedrückt oder von Stopfzellen (Thyllen) ausgefüllt. Die Markstrahlen sind
ein- bis vierreihig (3, m), nach aussen erweitert. In den Baststrahlen liegen
die sklerotischen Fasern (3, b) theils einzeln, theils gebündelt und ver-
schiedenartig gruppirt. Sie sind auffallend breit, nahezu vollständig
verdickt, deutlich geschichtet und von zahlreichen Porenkanälen durchzogen (4). Das Bastparenchym ist auffallend ungleichzellig, die Siebröhren sind zumeist obliterirt; an Längsschnitten erkennt man mitunter
die fast horizontalen Querplatten und die Siebfelder an den Längswänden
(4, s). Steinzellen kommen in der Mittel- und Innenrinde in wechselnder
Menge vor, fehlen auch ganz. Die meisten Rinden enthalten kleinkörnige
Stärke (2). Kalkoxalat kommt in allen Theilen der Rinde in Form von
Krystallsand vor (2 u. 4, k).

Das Pulver ist braun, geruchlos, sehr bitter und zusammenziehend.

Die charakteristischen Bastfasern (4) sind auch in Bruchstücken
leicht zu erkennen, doch findet man auch im feinsten Pulver einzelne
Fasern unversehrt; ferner Steinzellen der verschiedensten Formen. Der
Weichbast ist grösstentheils bis zur Unkenntlichkeit zu braunem Detritus
zerrieben, doch gelingt es, in durch Kalilauge aufgehellten Präparaten alle
Gewebeformen aufzufinden. Die Stärke (2) kommt meist in so geringer
Menge vor, dass sie erst in Jodlösung sicher gefunden wird.

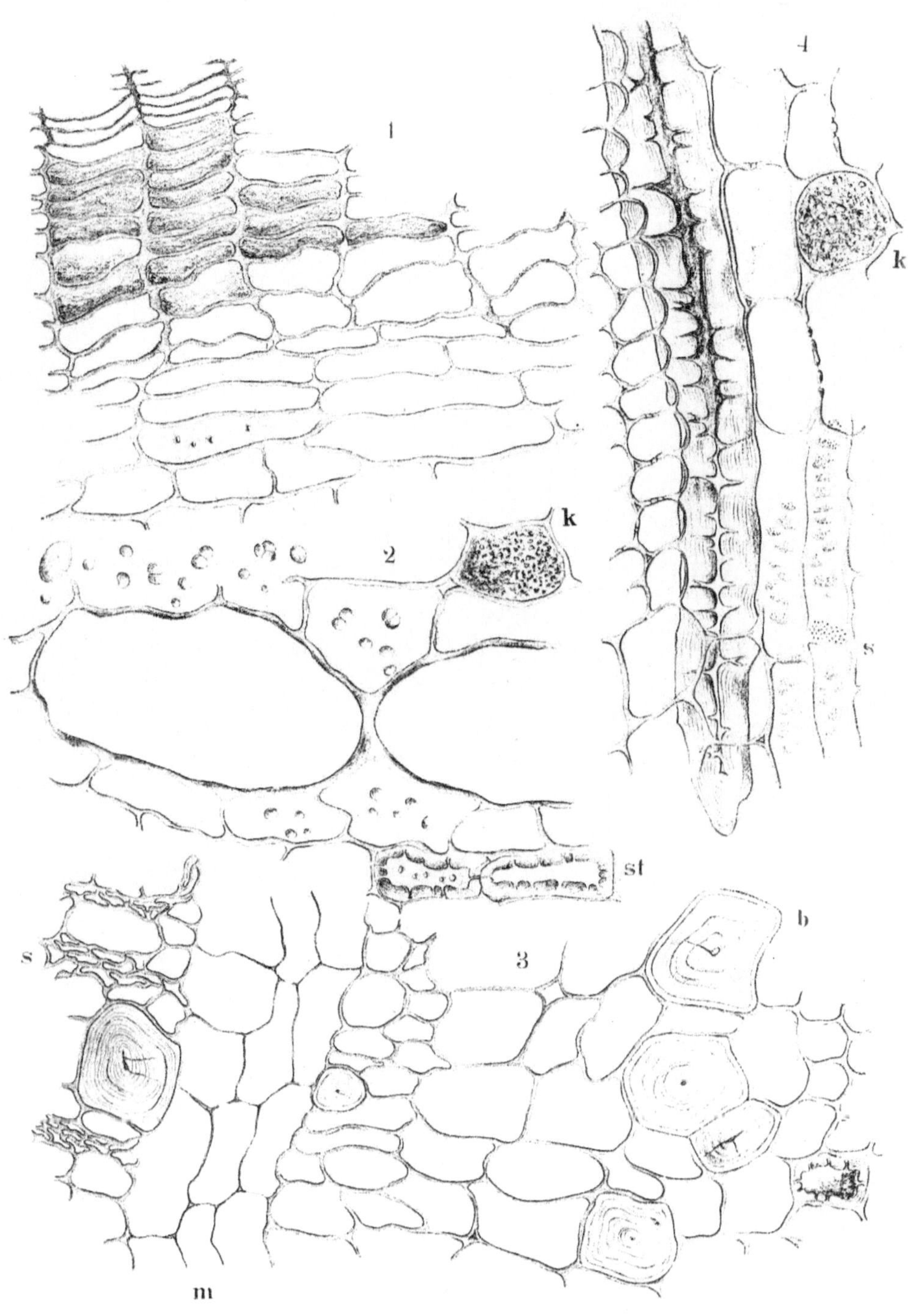

Cortex Chinae.

1. Kork und primäre Rinde im Querschnitt.

2. Mittelrinde mit Saftschläuchen, Stärke, Krystallsand (k) und Steinzellen (st).

3. Innenrinde im Querschnitt; s Siebröhrenbündel, m Markstrahl, b Bastfasern.

4. Innenrinde im Längsschnitt, eine Bastfaser, Siebröhren (s) und Bastparenchym mit Krystallsand (k) zeigend,

LIGNUM (RADIX) JUNIPERI.

Lignum (Radix) Juniperi

(Ph. Austr. VII.).

Wachholderholz.

Das Holz zeigt deutliche Jahresringe (1). Es besteht blos aus Tracheïden und ist von einreihigen Markstrahlen (m) durchzogen. Die Tracheïden tragen zumeist nur auf der den Markstrahlen zugekehrten Seite eine Reihe grosser Hoftüpfel (3), die Breitfasern des Herbstholzes sind auf der cambialen Seite getüpfelt. Die Markstrahlen bestehen aus Parenchym mit einer doppelten Reihe einseitig behöfter Tüpfel (3, m.).

Die Rinde ist durch zartzelligen Kork als Ringborke abgegliedert. Sie ist durch einfache Reihen spindelförmiger Bastfasern regelmässig geschichtet (2). Der Weichbast besteht zumeist aus 3 Zellenreihen, von denen die mittlere Parenchym, die beiden äusseren (an die Bastfasern grenzenden) Siebröhren sind. Eine bemerkenswerthe Eigenthümlichkeit ist die Einlagerung von Krystallsand in den radialen Zellwänden.

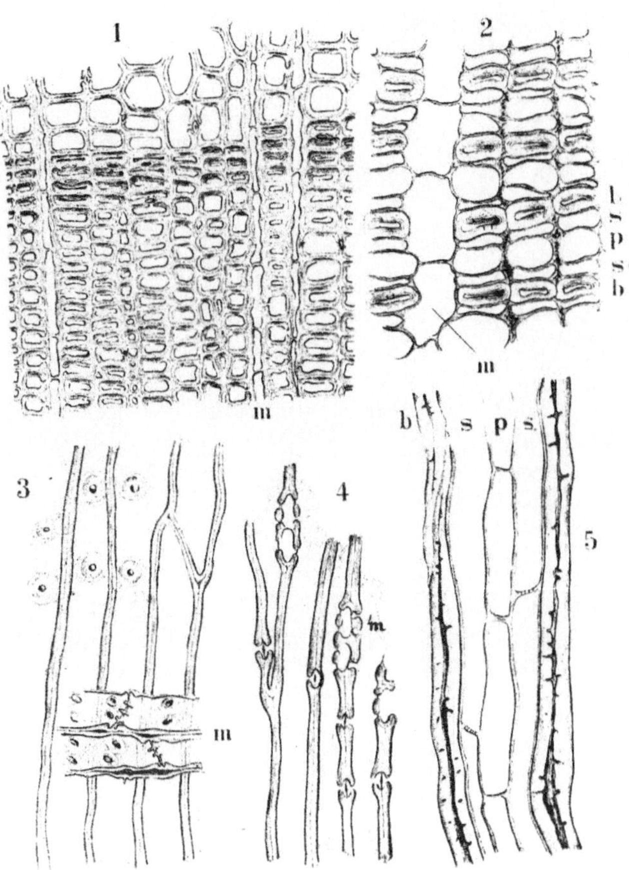

Radix Juniperi.

1. Querschnitt des Holzes an der Grenze zweier Jahresringe.
2. Querschnitt der Rinde.
3. Holz im radialen Längsschnitt.
4. Holz im tangentialen Längsschnitt.

5. Rinde im radialen Längsschnitt;
   b Bastfasern,
   s Siebröhren,
   p Parenchym,
   m Markstrahl.

LIGNUM GUAJACI.

Lignum Guajaci

(Ph. Austr. VII. &° Germ. III.).

Lignum sanctum, Guajakholz, Pockholz, Franzosenholz.

Die Markstrahlen (m) sind sämmtlich einreihig (1 u. 2). Das Libriform besteht aus stark verdickten, porösen Fasern. Gefässe in demselben meist isolirt, mit kreisrundem Querschnitt (1) und mit fein getüpfelter Wand (3, g), im Kernholz mit grünem Harz erfüllt. Parenchym einzeln zerstreut, spärlich die Gefässe begleitend und in weiten Abständen einfache tangentiale Reihen bildend (1, p).

Das Pulver ist grünlichbraun, riecht schwach nach Benzoë und schmeckt fast gar nicht.

Man erkennt in demselben leicht, besonders nach dem Erwärmen in Kalilauge, die Bestandtheile des Holzes, unter denen besonders die Bruchstücke der Gefässwand auffallend und charakteristisch sind. Es fehlen Stärke und Krystalle.

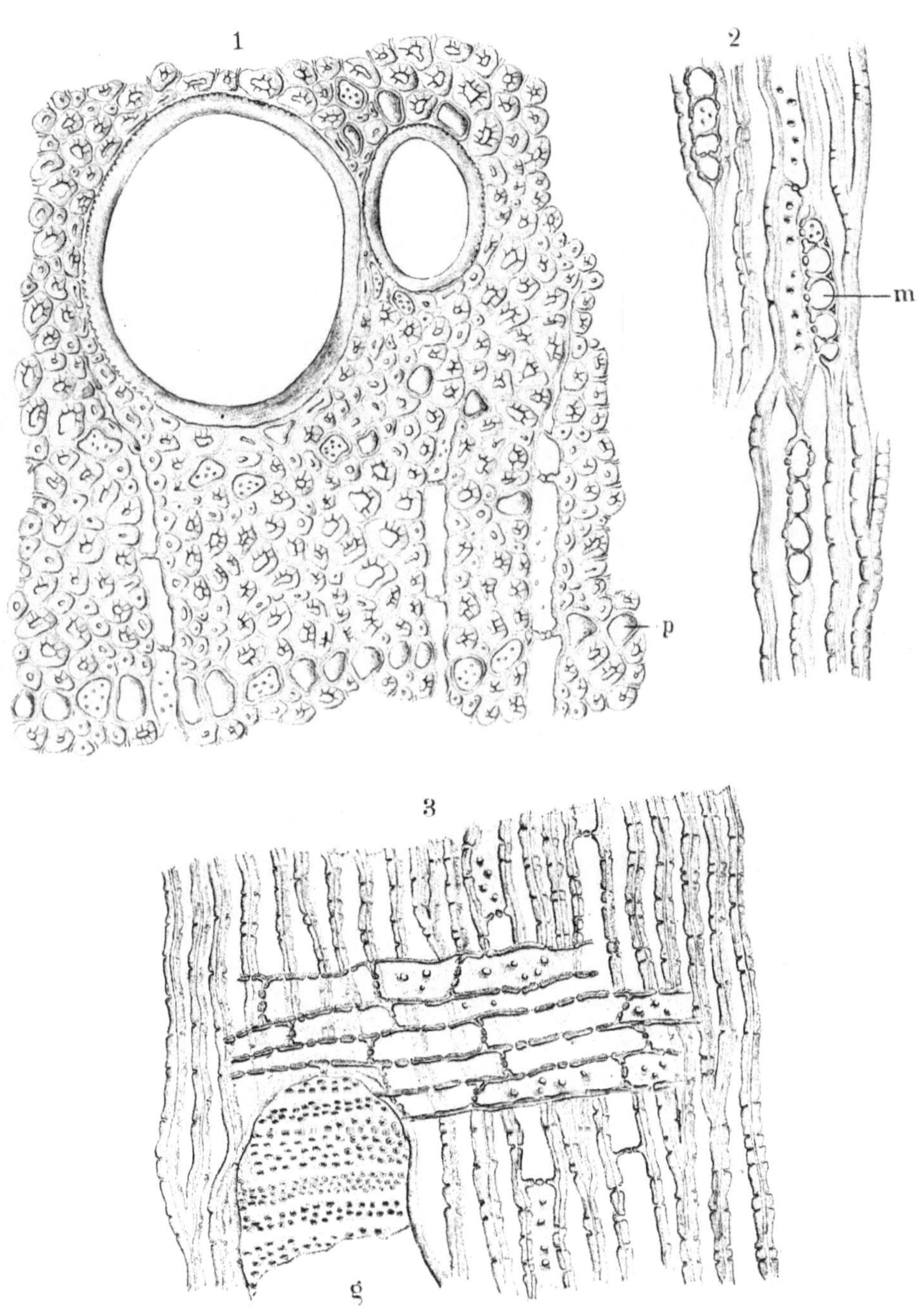

Lignum Guajaci.

1. Querschnitt;
   p einfache Parenchymreihe.

2. Tangentialer Längsschnitt;
   m Markstrahl.

3. Radialer Längsschnitt;
   g Gefäss.

LIGNUM QUASSIAE.

Lignum Quassiae

(Ph. Austr. VII. & Germ. III.).

Quassiaholz, Bitterholz.

a) Surinam-Bitterholz (von Quassia amara). Markstrahlen aus einer einzigen Reihe poröser Zellen zusammengesetzt. Die Holzfasern sind mässig verdickt, fein getüpfelt, deutlich radial geordnet. Das Libriform ist von schmalen tangentialen Parenchymbändern durchsetzt, die auf Querschnitten sehr wenig hervortreten (1, p). Die Gefässe sind meist zu mehreren gruppirt und von Parenchym umgeben. Ihre Glieder sind lang, dicht behöft getüpfelt, an den Querwänden kreisförmig durchbrochen.

b) Jamaika-Bitterholz (von Simaruba excelsa). Die Markstrahlen sind zumeist 2—4 reihig. Ausser diesem Unterscheidungsmerkmale giebt es noch minder augenfällige: die Holzfasern sind etwas schwächer verdickt; die Gefässe z. Th. weitlichtiger und kurzgliedriger, ihre Tüpfel kleiner, und die Wand trägt überdies eine zarte Spiralverdickung; endlich sind unter dem Parenchym Kammerfasern mit Einzelkrystallen (4).

Das Pulver beider Arten ist gelblichweiss, fast geruchlos, sehr bitter.

Es besteht zum grössten Theile aus farblosem Detritus ohne erkennbare Structur. Reichlich genug finden sich jedoch Holzfasern und Gefässfragmente, deren feine Tüpfelung ein brauchbares Kennzeichen abgibt. Eine Unterscheidung der beiden Arten des Bitterholzes im Pulver ist schwierig. Man muss Bruchstücke suchen, welche die Markstrahlen in tangentialer Ansicht darbieten (2 u. 4). Für Jamaikaholz sind auch die Krystallkammerfasern (4) charakteristisch.

Enthält das Pulver auch Rindentheile, so ist die Unterscheidung leichter. Das Surinamholz enthält nämlich in der Rinde gelbe Steinzellen und Krystalldrusen; die Rinde des Jamaikaholzes entbehrt der Steinzellen und führt Einzelkrystalle nebst spärlichen Drusen.

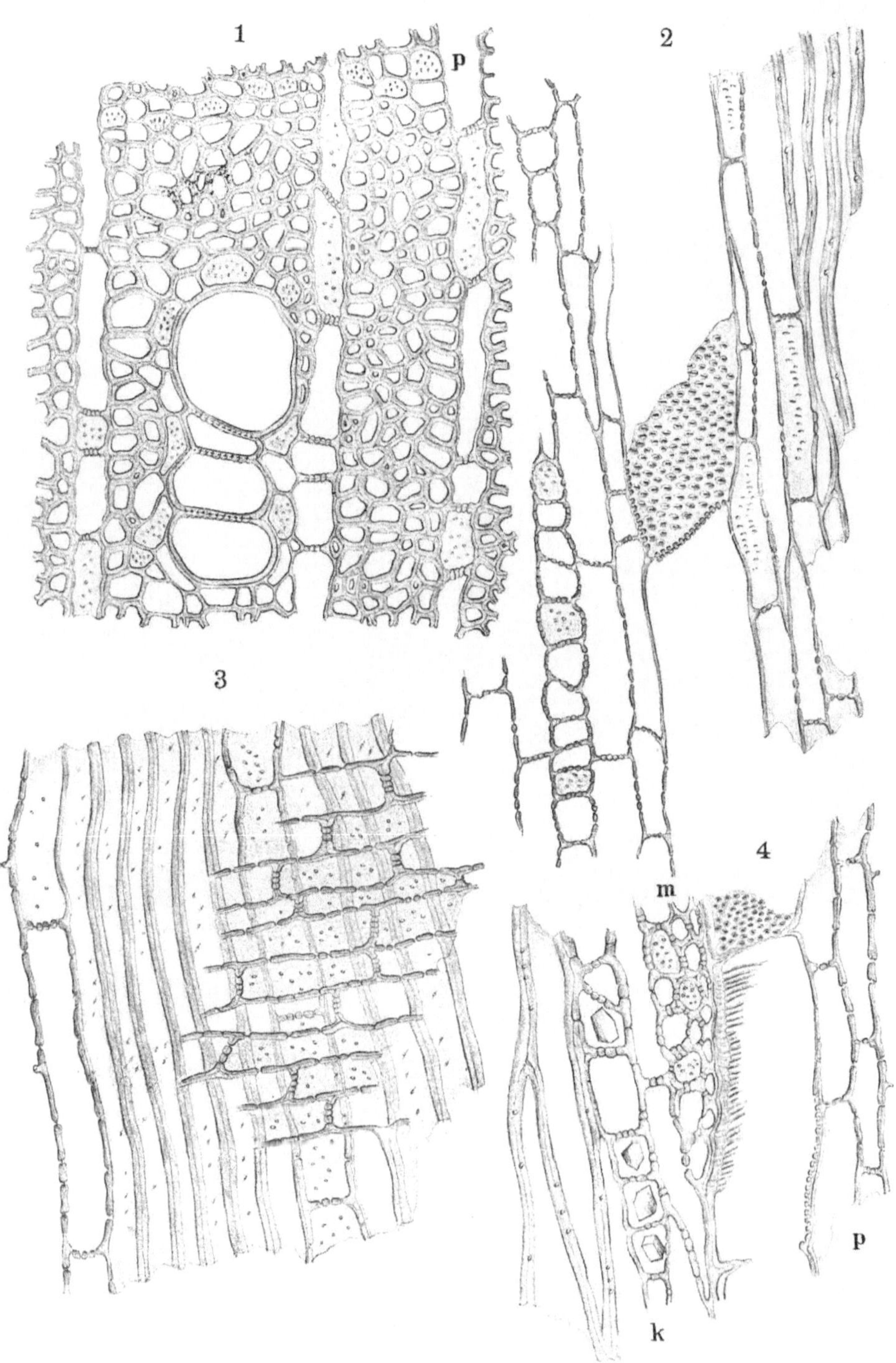

Lignum Quassiae.

1. Querschnitt durch Surinamholz;
   p tangentiale Reihe von Parenchymzellen.
2. Tangentialer Längsschnitt,
3. Radialer Längsschnitt desselben.

4. Tangentialer Längsschnitt des Jamaikaholzes;
   m Markstrahl,
   p Holzparenchym,
   k Krystallkammerfaser.

LIGNUM SANTALI RUBRUM.

Lignum Santali rubrum

(Ph. Austr. VII.).

Rothes Sandelholz.

Die Markstrahlen sind fast ohne Ausnahme einreihig (1, 3). Das Libriform besteht aus stark verdickten Fasern. In demselben sind die Gefässe meist isolirt und spärlich zerstreut, von Parenchym umgeben (1, 2). Ausserdem bildet das Parenchym mehrere Zellen breite tangentiale Bänder (1, p). Vereinzelte Kammerfasern enthalten grosse Einzelkrystalle (2). Die Parenchym- und Markstrahlzellen sind mit glänzend rothen Harztröpfchen, die Gefässe mit rother Masse erfüllt. Alle Zellenmembranen erscheinen auch unter dem Mikroskope tief gefärbt.

Das Pulver ist schön roth, geruch- und geschmacklos. Mit Alkalien färbt es sich bläulichroth.

Es besteht grösstentheils aus Holzfasern, und es kostet mitunter einige Mühe, Bruchstücke der mit behöften Tüpfeln dicht besetzten Gefässwand (2, g) aufzufinden. Hierbei stösst man auch auf Krystalle und auf Fragmente, welche die Markstrahlen in der tangentialen Ansicht (3) zeigen. Durch die einreihigen Markstrahlen unterscheidet sich Sandelholz von anderen Rothhölzern.

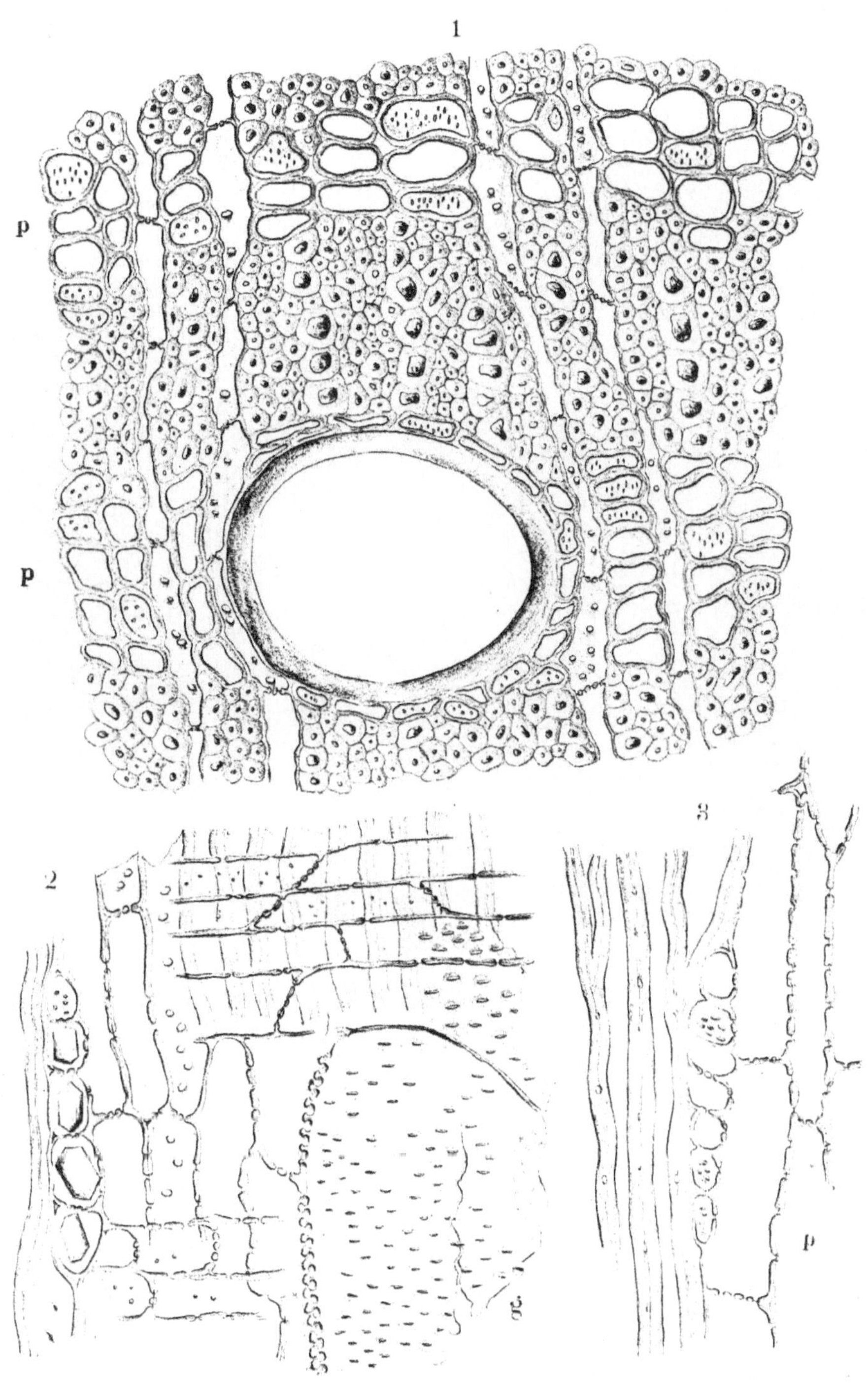

Lignum Santali rubri.

1. Querschnitt;   2. Radialer Längsschnitt;   3. Tangentialer Längsschnitt;
   p Parenchymbänder.   g Gefäss.   p Holzparenchym u. Mark-
                                                            strahl.

RADIX (RHIZOMA) FILICIS MARIS.

Radix (Rhizoma) Filicis maris

(Ph. Austr. VII. & Germ. III.).

Wurmfarnwurzel.

Braune Zellen des Grundgewebes bilden die äussere Bedeckung (1). Das lebende Gewebe besteht aus axialgestrecktem Parenchym (p), in dessen Lücken gestielte Drüsen (d) hineinragen. In diesem Grundgewebe liegen die schon mit freiem Auge sichtbaren Gefässbündel, jedes derselben von einer besonderen Endodermis (3, e) umgeben. In den Gefässbündeln liegt das Xylem mit spärlichem Parenchym central (3, x), rings umgeben von Cambiform. Das Parenchym ist mit kleinkörniger Stärke (4) erfüllt. Die Drüsenhaare secerniren grünes Harz.

Das Pulver von frischen Wurzelstöcken ist pistaciengrün. Es wird bald braun, riecht fast garnicht, schmeckt stark zusammenziehend, nachträglich auch bitter.

Es besteht grösstentheils aus Stärke, deren Körner klein und oft zusammengesetzt sind. Ziemlich reichlich finden sich Bruchstücke von Treppengefässen (1, g) von farblosem Grundgewebe und von brauner Rindenschicht (1), deren Zellen nichts anderes sind, als abgestorbenes Parenchym. Das charakteristische Gewebe der Spreublättchen (2) findet sich selten, noch seltener wird man in den Lücken des Grundgewebes die gestielten Zellen (innere Drüsen) unterscheiden können.

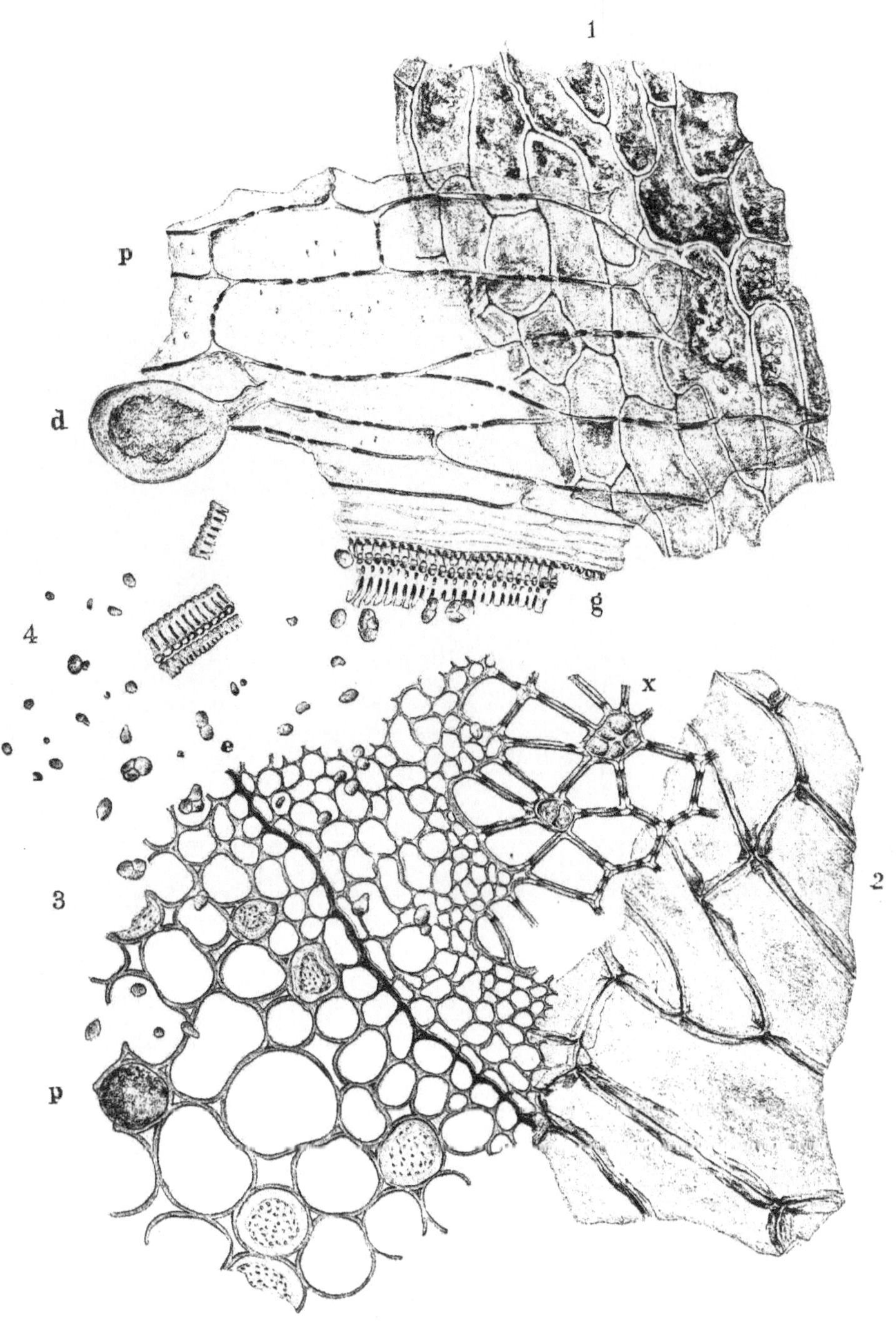

Rhizoma Filicis maris.

1. Rindenparenchym (den Kork vertretend);
   p Grundparenchym,
   d Harzdrüse,
   g Gefässe und Cambiform.
2. Gewebe des Spreublättchens.
3. Gefässbündel und Grundgewebe im Querschnitt;
   x Holztheil des Gefässbündels von Cambiform umgeben,
   e Endodermis des Gefässbündels,
   p Grundparenchym.
4. Stärkekörner.

BULBUS SCILLAE.

Bulbus Scillae

(Ph. Austr. VII. & Germ. III.)

Meerzwiebel.

Die Schalen der Meerzwiebel haben den typischen Bau der Blätter: zwischen der beiderseitigen Oberhaut (1) ein von Gefässbündeln durchzogenes Mesophyll. Die Oberhaut besteht aus theils langgestreckten (2), theils (am Grunde der Schuppen) rundlich polyedrischen Zellen (3) mit spärlichen kreisrunden Spaltöffnungen (3). Das Mesophyll ist ein lückiges Parenchym (4), dessen zartwandige Zellen Schleim enthalten. Einzelne gestreckte Zellen enthalten in Schleim gebettet Raphidenbündel der verschiedensten Grösse (k), selten einzelne Krystalle.

Das Pulver ist schmutzig roth oder weiss, je nachdem es aus der roth- oder weissschaligen Varietät der Zwiebel dargestellt wurde. Es ist geruchlos und schmeckt ekelhaft schleimig, scharf und bitter. Wegen seiner Hygroskopicität bäckt es leicht zusammen.

In den käuflichen Pulvern findet man überwiegend braune Gewebspartikel, weil auch die äusseren abgestorbenen Zwiebelschalen mit vermahlen werden. An vielen Fragmenten erkennt man das starre Gefüge der Oberhaut (2), doch gelingt es selten, eine Spaltöffnung (3) zu entdecken. Bruchstücke der Krystallnadeln (k), Gefässe (g) und abgelöste Verdickungsstreifen finden sich in jedem Gesichtsfelde. Stärke fehlt.

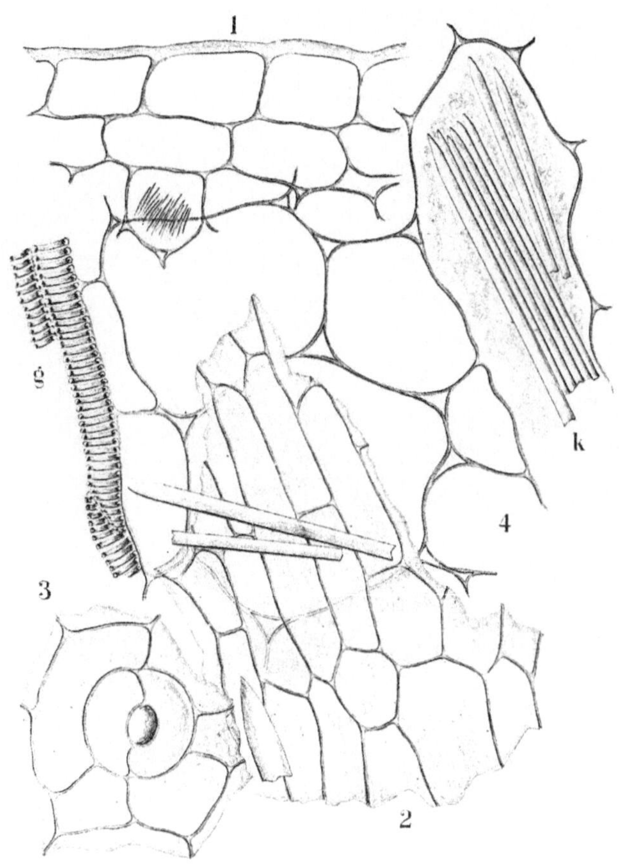

Bulbus Scillae.

1. Oberhaut einer Schuppe im Querschnitt.
2. Oberhaut in der Flächenansicht.
3. Spaltöffnung.

4. Schuppenparenchym mit einem Raphiden-
schlauch (k) und Spiralgefässen (g).

RADIX SARSAPARILLAE.

Radix Sarsaparillae

(Ph. Austr. VII. & Germ. III.).

Sarsaparilla, Sassaparilla.

Der Querschnitt zeigt die breite Rinde scharf abgegrenzt von dem markhaltigen Kern. Das Rindenparenchym geht nach aussen in eine mehrfache Schicht stark einseitig (aussen) verdickter Zellen über (1 u. 3). Diese Hypodermis ist von Oberhaut bedeckt, deren Zellen zu kürzeren oder längeren dünnwandigen, daher schlaffen Haaren (3) ausgewachsen sind. An vielen Wurzeln sind die Haare abgescheuert. Der Kern ist von einer lückenlos gefügten Endodermis umgeben. Die Zellen derselben sind axial gestreckt (5, en), am Querschnitt fast quadratisch und gleichmässig verdickt (2) oder radial gestreckt und an der Innenseite stärker verdickt (4). Die Endodermis umschliesst den Gefässbündelcylinder. Die Holztheile bestehen aus Tüpfel- und Treppengefässen, welche radiale Gruppen bilden und nach innen zu grösser werden (2). Sie sind von sklerotischen Fasern umgeben. Zwischen je zwei benachbarten Gefässgruppen liegt der am Querschnitte elliptische Siebstrang (Phloem, Cambiform). — Das Rinden- und Markparenchym ist mit Stärke erfüllt, die in manchen Wurzeln zum Theil verkleistert ist (4). Viele Zellen enthalten Bündel von Krystallnadeln, einige gelbes Harz.

Das Pulver ist bräunlichweiss, geruchlos, von schwach schleimigscharfem Geschmack.

Es besteht grösstentheils aus Stärke (a), deren zusammengesetzte Körner theils unverändert, theils in verschiedenem Grade gequollen sind. Unter den Geweben sind besonders leicht kenntlich die Gefässe und die sklerotischen Fasern (5), von denen Bruchstücke in jedem Präparate reichlich zu finden sind. Die sklerotischen Fasern der Hypodermis (1 u. 3) sind von denen der Gefässbündel garnicht oder an ihrer stärkeren Verdickung und braunen Farbe zu unterscheiden. Hie und da stösst man auf Krystallnadeln (5).

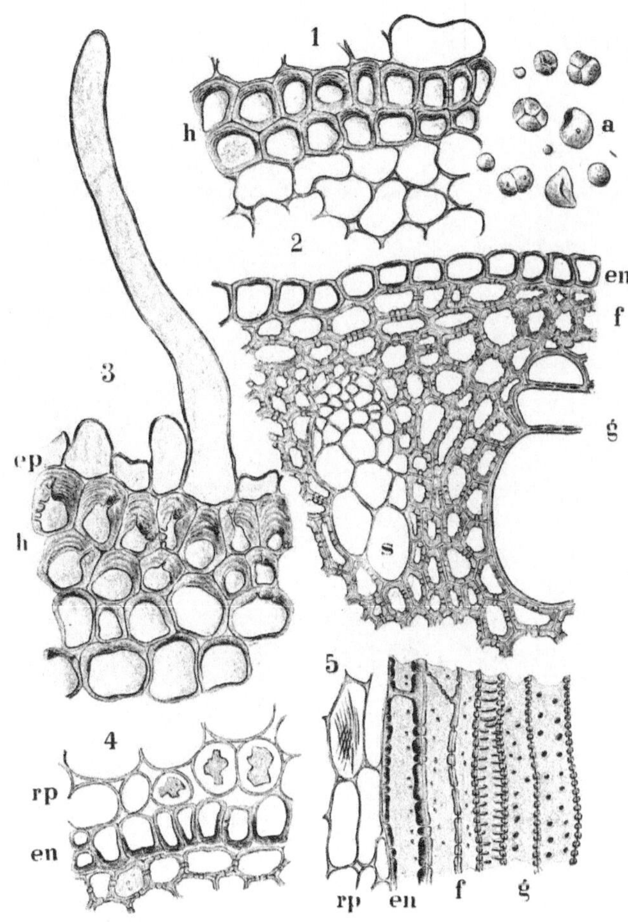

Radix Sarsaparillae.

1. Rindentheil ⎫ der Honduras-
2. Gefässbündelkreis ⎰ Sarsaparilla;
   h Hypodermis,
   en Endodermis,
   a Stärkekörner,
   f Faserschicht,
   g Gefässstrang,
   s Siebstrang.
3. Rindentheil der Vera-Cruz-Sarsaparilla;
   ep Oberhaut mit Haaren,
   h Hypodermis.

4. Rindenparenchym (rp) mit Kleisterklumpen
   und Kernscheide (en) der Vera-Cruz-
   Sarsaparilla.
5. Längsschnitt der Vera-Cruz-Sarsaparilla in
   der Gegend der Kernscheide;
   rp Rindenparenchym mit Raphiden,
   en Kernscheide,
   f Faserschicht,
   g Gefässe.

RHIZOMA VERATRI.

Rhizoma Veratri

(Ph. Germ. III.).

Radix Hellebori albi, Weisse Nieswurz, Germer.

Die äussere Bedeckung ist aus einer Schicht brauner Zellen des Grundgewebes gebildet (3). Im lückigen Rindenparenchym sind Gefässbündel zerstreut. Die Endodermis (1, en) aus einseitig (innen) verdickten Zellen umgibt in einfacher, stellenweise doppelter Lage den centralen Gefässbündelstrang. An der Innenseite der Endodermis liegen die Gefässbündel dicht gedrängt, sonst zerstreut. Ihr Siebtheil wird halbmondförmig von unten her umfasst von Netz und Treppengefässen, die so gekrümmt sind, dass sie auch auf Querschnitten theilweise die Längswand zeigen. Das Kernparenchym ist dem Rindenparenchym ähnlich und wie dieses mit feinkörniger Stärke (2) erfüllt. Zerstreute Zellen enthalten Raphidenbündel (k.).

Das Pulver ist grau, geruchlos, aber zum Niesen reizend, scharf schmeckend. Mit concentrirter Schwefelsäure färbt es sich orangeroth.

Das Pulver besteht grösstentheils aus Stärke. Unter den zusammengesetzten Körnern sind die Drillinge mit ungleich grossen Theilkörnern charakteristisch (2). Krystallnadeln findet man regelmässig. Unter den Gewebsresten sind die gelben Zellen der Endodermis (1, en) leicht erkennbar, ebenso die Gefässe mit ihrer zarten Spiralverdickung, endlich farbloses und braunes Grundparenchym.

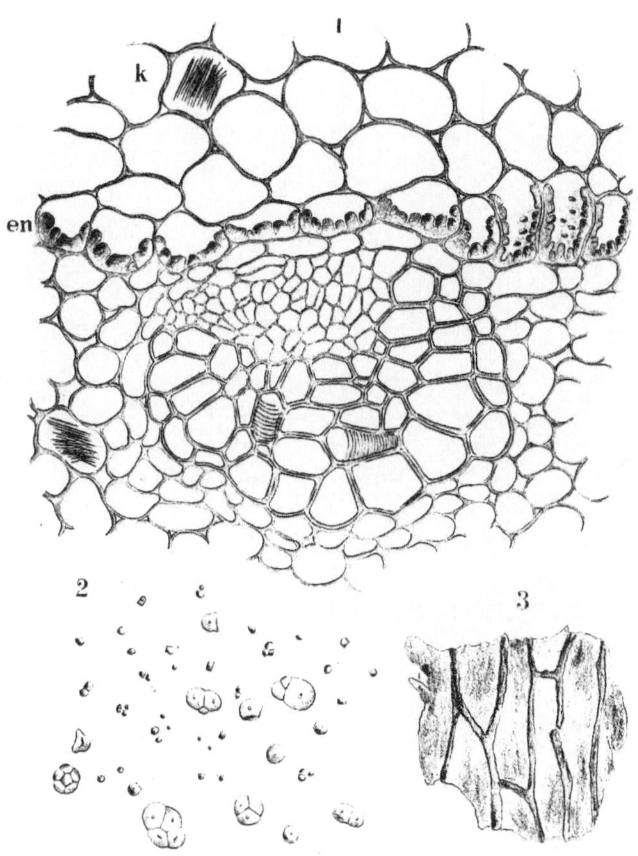

Rhizoma Veratri.

1. Querschnitt in der Gegend der Kernscheide;
   en Kernscheide,
   k Raphiden.

2. Stärkekörner.

3. Braunes, den Kork vertretendes Rindenparenchym.

RADIX (TUBER) SALEP.

Radix (Tuber) Salep

(Ph. Austr. VII. & Germ. III.)

Salep.

Ein verhältnissmässig kleinzelliger Kork (2) bedeckt das grosszellige Parenchym. Dieses bildet, indem es die grossen Schleimräume umschliesst, das Gerüste eines Maschenwerkes (1). Der Schleim ist zu structurlosen Klumpen (m) eingetrocknet, die Stärke (a) in den Parenchymzellen ist verkleistert. Der Knollen ist von spärlichen Gefässbündeln durchzogen. Viele Zellen enthalten Bündel von Krystallnadeln aus Kalkoxalat.

Das Pulver ist weisslichgrau, geruchlos, schleimig schmeckend.

In starkem Glycerin sieht man grosse rundlich-schollige Massen, theils farblos (m) und dann im Innern oft ein strahliges Lumen zeigend (Schleim), theils schwach bräunlich (a) und etwas körnig (Stärkekleister). In Wasser lösen sich die Schleimklumpen auf und die Kleisterklumpen lassen an manchen Stellen ein ungemein zartes Netz erkennen (die Protoplasmahüllen der einzelnen Stärkekörner). Das ungemein grosszellige Parenchym (1) ist meist bis zur Unkenntlichkeit zerrieben. Braunes Korkgewebe (2), Bruchstücke von Gefässen (g) finden sich spärlich. Krystallnadeln (k) sind reichlich vorhanden, aber meist zerbrochen und in den kleinen Bruchstücken nicht auffallend.

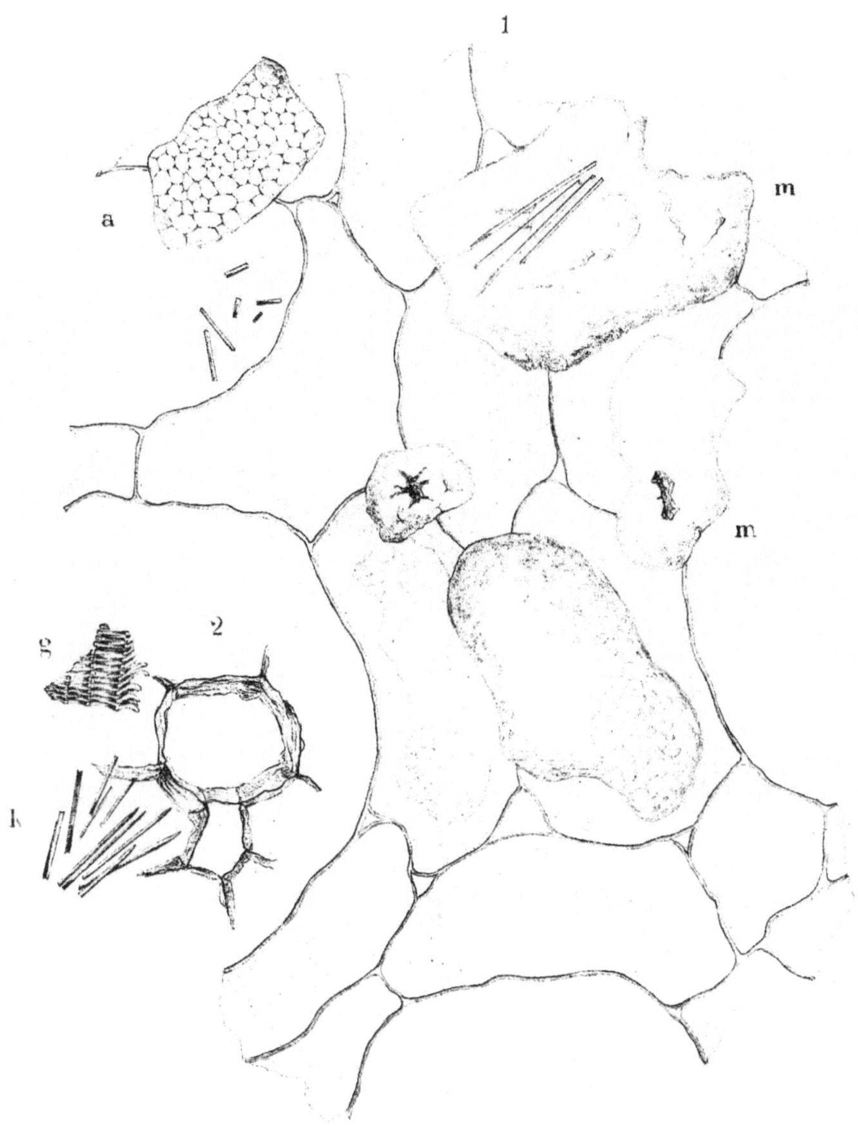

Tuber Salep.

1. Grundgewebe im Durchschnitt;
   a Kleisterballen,
   m Schleimklumpen mit Raphiden.
2. Fragmente des Korkes, der Gefässe (g)
   und der Krystalle (k).

RADIX (RHIZOMA) ZINGIBERIS.

Radix (Rhizoma) Zingiberis

(Ph. Austr. VII. & Germ. III.).

Ingwer.

Unter dem mehrschichtigen Kork (1) liegt eine schmale, an Oelschläuchen sehr reiche Rinde. Sie ist durch eine kleinzellige Endodermis (6) vom Kern getrennt. Die Grenzlinie ist jedoch weniger durch die schwer erkennbare Endodermis markirt als durch die an ihrer Innenseite gehäuften Gefässbündel. Diese finden sich sonst im Kern und in der Rinde zerstreut. Das Parenchym ist reich an Stärke.

Das Pulver ist gelblichweiss, riecht und schmeckt eigenthümlich stark gewürzhaft.

Es besteht zum weitaus überwiegenden Theil aus Stärke (5), deren flache Körner durch die einem zugebundenen Sacke ähnliche Form charakteristisch sind. Gewebereste findet man nur spärlich nach Verkleisterung der Stärke durch Kalilauge. Das Parenchym (2) ist zartzellig und lückig. Es enthält einzelne, durch ihre cuticularisirte Membran ausgezeichnete Oelschläuche mit einem gelben Klumpen als Inhalt (h). Der Kork ist grosszellig (1), die Gefässe (4) sind leiterförmig verdickt, begleitet von langen und breiten, oft gefächerten Bastfasern (3).

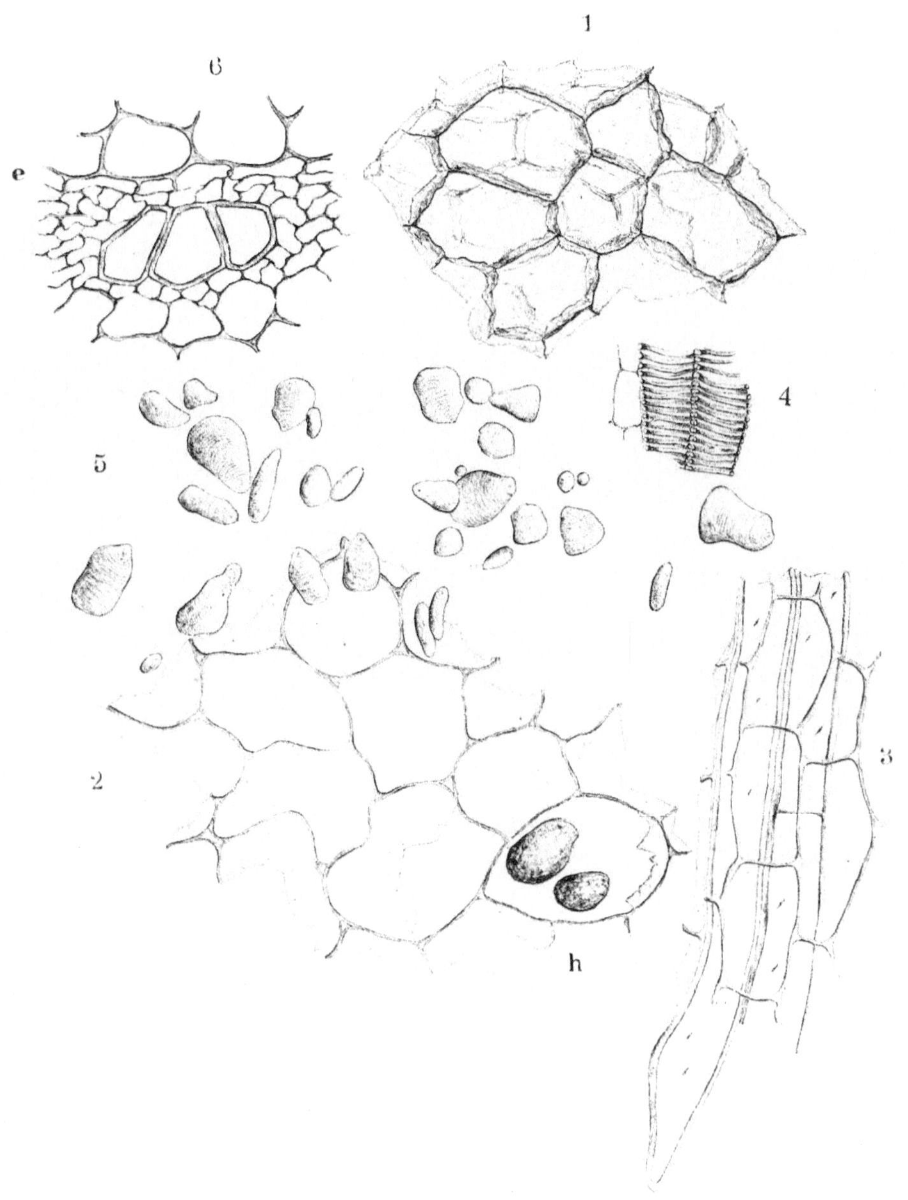

Rhizoma Zingiberis.

1. Kork in der Flächenansicht.
2. Parenchym mit Oelschlauch (h).
3. Dasselbe mit Bastfasern im Längsschnitt.

4. Bruchstücke von Gefässen.
5. Stärkekörner.
6. Querschnitt in der Gegend d. Kernscheide (e).

RADIX (RHIZOMA) ZEDOARIAE.

Radix (Rhizoma) Zedoariae

(Ph. Austr. VII. & Germ. III.).

Zitwer.

Im histologischen Baue ist der Zitwer dem Ingwer sehr ähnlich. Auch die Stärkekörner (4) gehören demselben Typus an, sind jedoch erheblich grösser. Ausnahmsweise ist an manchen (oberirdischen?) Stücken über dem Korke (2) noch die Oberhaut (1) theilweise erhalten. Die sklerotischen Fasern der Gefässbündel (b) sind weitlichtig und schlaff.

Das Pulver ist bräunlichweiss, dunkler als das des Ingwers, von eigenartig gewürzhaftem Geruch und Geschmack.

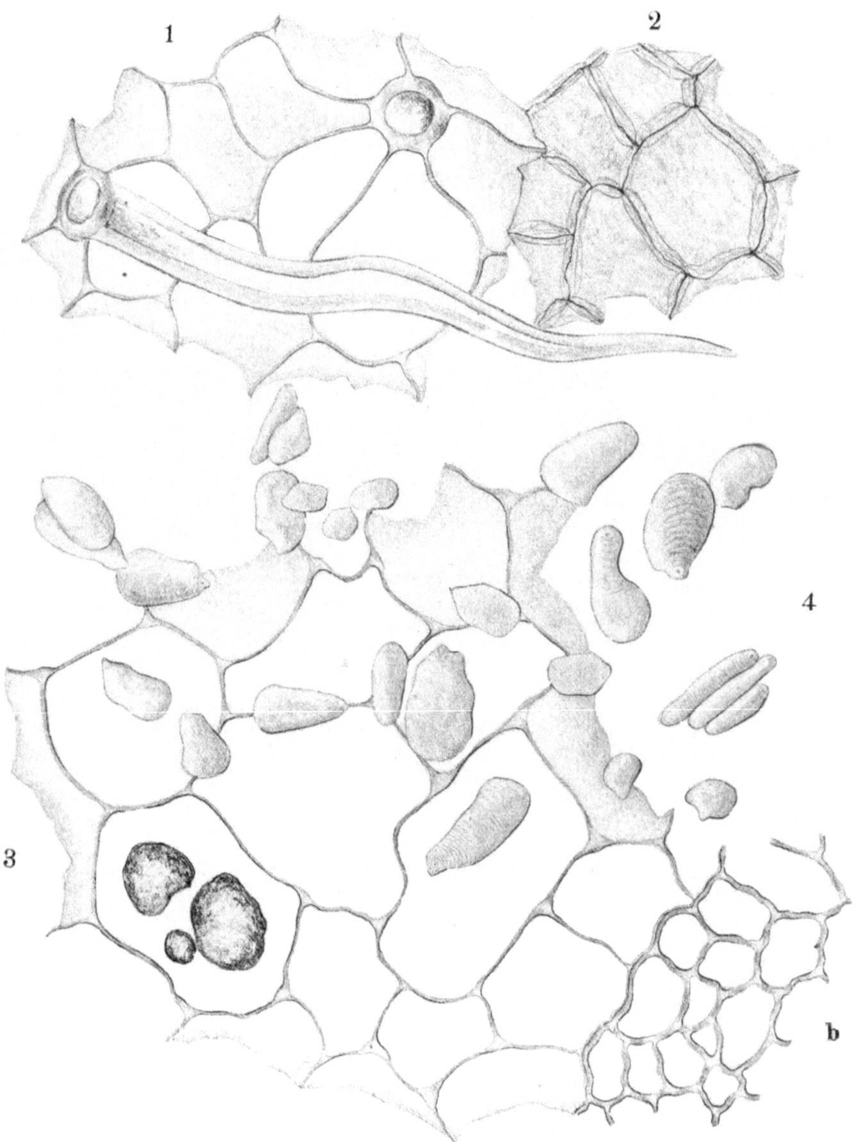

Rhizoma Zedoariae.

1. Oberhaut mit einem Haar und einer Haarspur.
2. Kork in der Flächenansicht.

3. Grundgewebe mit einer Oelzelle und dem
   Basttheil (b) eines Gefässbündels.
4. Stärkekörner.

RADIX (RHIZOMA) CURCUMAE.

Radix (Rhizoma) Curcumae.

Gelbwurzel.

Manche Stücke sind stellenweise noch mit Oberhaut bedeckt, unter der aber meist schon Kork entwickelt ist. Die Oberhaut trägt zahlreiche kreisrunde Haarnarben (1), hier und da auch noch ein einzelliges Haar, wie bei Zedoaria.

Der Kork ist gross und zartzellig (2). Das mit gelben Kleisterballen (a) erfüllte Grundgewebe ist durch eine kleinzellige, stärkefreie Endodermis in Rinde und Kern geschieden. An der Innenseite der Endodermis sind die Gefässbündel gedrängt, sonst in Rinde und Kern zerstreut. Sie entbehren der sklerotischen Fasern. Das Parenchym ist zartzellig, an den Kanten etwas collenchymatisch verdickt. Einige Zellen enthalten einen dunkelgelben Harzklumpen (4, h).

Das Pulver ist schön gelb gefärbt, riecht schwach, schmeckt aber stark gewürzhaft und färbt den Speichel gelb.

Es besteht grösstentheils aus den gelben, die Zellformen nachahmenden Kleisterballen (a), doch kommen in jedem Pulver auch einzelne unverkleisterte Stärkekörner (s. Tafel IV) vor, die von zufällig nicht abgebrühten Stücken herrühren. Die Gewebe (Kork, Parenchym, Gefässe) sind wenig charakteristisch, bemerkenswerth ist das Fehlen der Bastfasern. Fragmente der Oberhaut (1) findet man sehr selten.

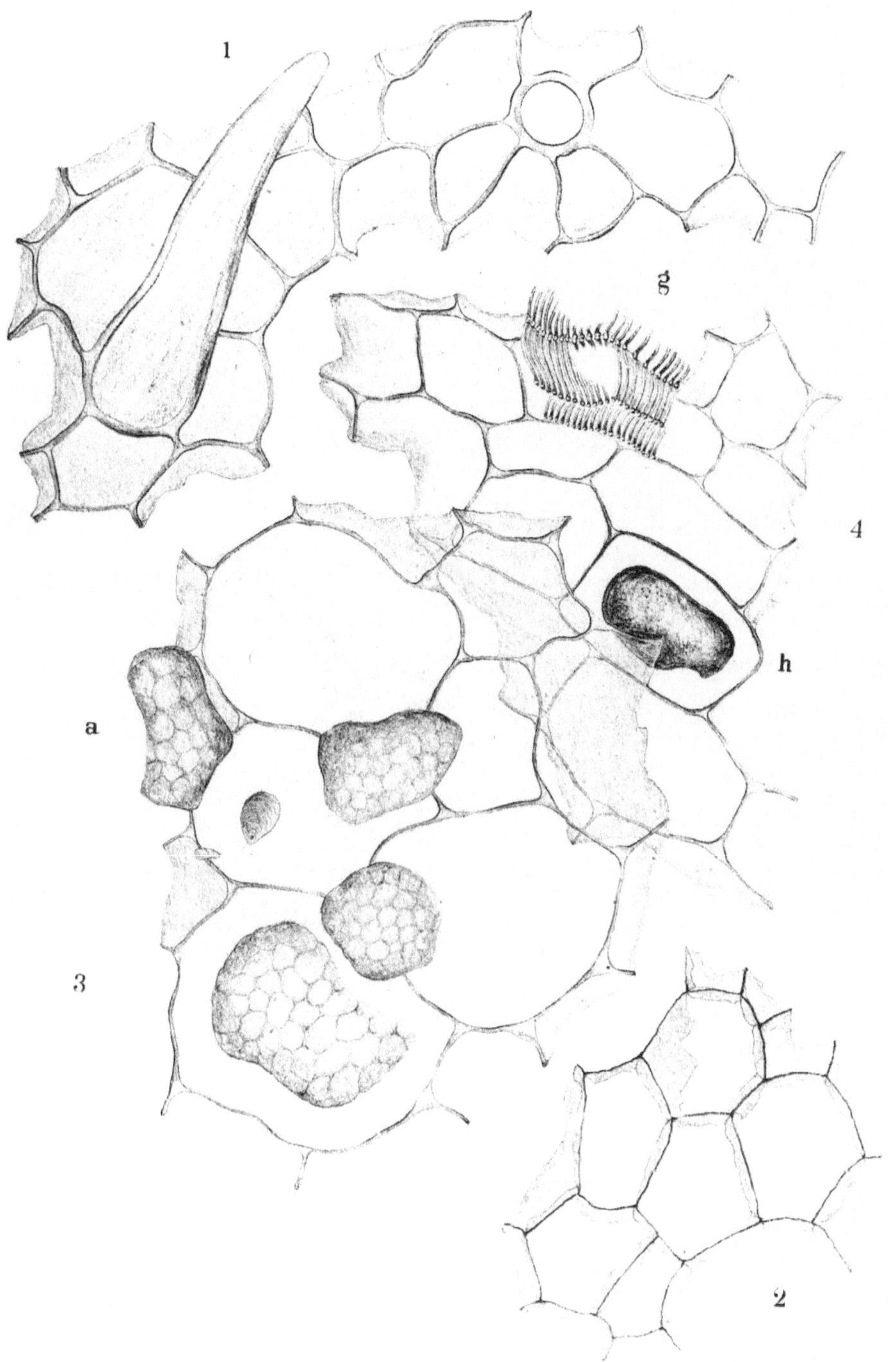

Rhizoma Curcumae.

1. Oberhaut mit einem Haar und einer Haarspur.
2. Kork in der Flächenansicht.
3. Grundparenchym im Querschnitt mit Kleisterklumpen (a).
4. Grundparenchym im Längsschnitt mit einem
   Harzschlauch (h) und Gefässen (g).

RADIX (RHIZOMA) GALANGAE.

Radix (Rhizoma) Galangae

(Ph. Germ. III.).

Galgant.

Die Wurzelstöcke des Galgant behalten ihre Oberhaut (1). Das Grundgewebe ist in jungen Rhizomen zartzellig (3) wie beim Ingwer, in alten Rhizomen stark verdickt und deutlich porös (4, p). Die Endodermis ist auf Querschnitten als eine einfache Reihe fast quadratischer, stärkefreier Zellen gut unterscheidbar. An ihrer Innenseite sind die Gefässbündel dicht gedrängt, aber auch weiterhin im Kern zahlreich, während die Rindenschicht arm an Gefässbündeln ist. Die Gefässe und das Cambiform sind rings umschlossen von sklerotischen Fasern (4). Das Parenchym führt Stärke (5) und in besonderen Schläuchen ätherisches Oel, welches in älteren Rhizomen zu einem braunen Klumpen verharzt.

Das Pulver ist zimmetbraun, riecht schwach und schmeckt stark gewürzhaft.

Die Stärkekörner des Galgant sind anders geformt, wie bei den übrigen Zingiberaceen. Es überwiegt die Keulenform mit dem Kern im stumpfen Ende (5). Die Stärke ist im Pulver reichlich untermischt mit braunen Gewebsfragmenten, unter denen besonders das stark verdickte Parenchym (4, p) charakteristisch ist. Der Galgant hat ferner in seiner Oberhaut mit Spaltöffnungen ein auszeichnendes Merkmal, da diese bei den anderen Zingiberaceen fast immer schon durch Kork ersetzt ist. Die Bastfasern (2, b) sind zum Theil stärker verdickt, als beim Ingwer.

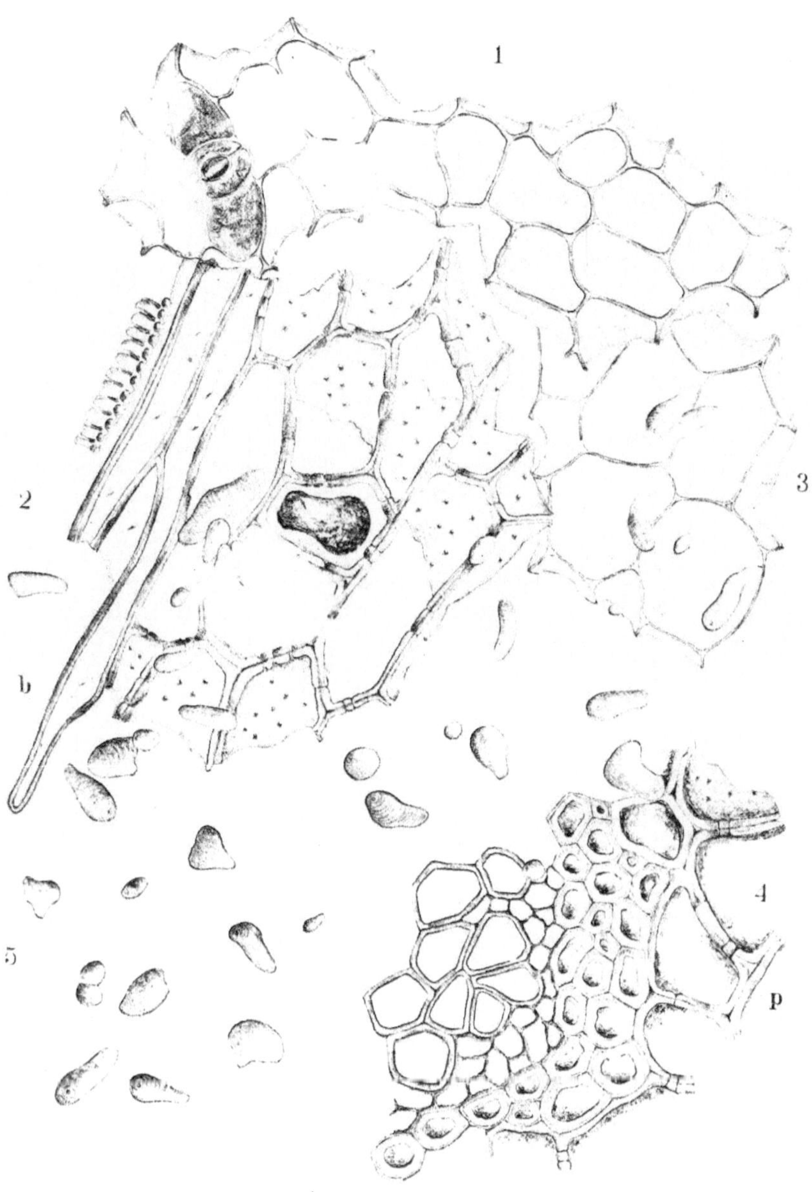

Rhizoma Galangae.

1. Oberhaut mit Spaltöffnung.
2. Gewebe eines alten Rhizoms;
   b Bastfasern.
3. Parenchym eines jungen Rhizoms.
4. Theil eines Gefässbündels und die angrenzenden Parenchymzellen (p) im Querschnitt.
5. Stärkekörner.

RADIX (RHIZOMA) IRIDIS.

Radix (Rhizoma) Iridis

(Ph. Austr. VII. & Germ. III.).

Eine unscheinbare Endodermis aus kleinen, stärkefreien Zellen trennt den Kern von der schmalen Rinde, deren Kork immer abgeschält ist. Das Grundparenchym ist grosszellig und derbwandig (in Wasser quellend), mit grossen Stärkekörnern erfüllt und in vereinzelten Schläuchen ungewöhnlich grosse Krystalle führend. Die Gefässbündel finden sich in der Rinde sehr spärlich, innerhalb der Endodermis reichlich. Sie bestehen aus einem centralen Phloem (Cambiform), umgeben von einem Gefässkranze; sklerotische Fasern fehlen.

Das Pulver ist gelblichweiss, riecht nach Veilchen und schmeckt bitter.

Es besteht zum überwiegenden Theil aus Stärke, deren grosse Körner charakteristisch geformt und an Stelle des Kerns im stumpfen Ende oft strahlig zerklüftet sind. Hervorragend charakteristisch sind ausserdem die ungewöhnlich grossen Prismen aus Kalkoxalat, deren Bruchstücke wohl in jedem Gesichtsfelde anzutreffen sind. Häufiger finden sich Fragmente des derbwandigen farblosen Parenchyms und der Gefässe.

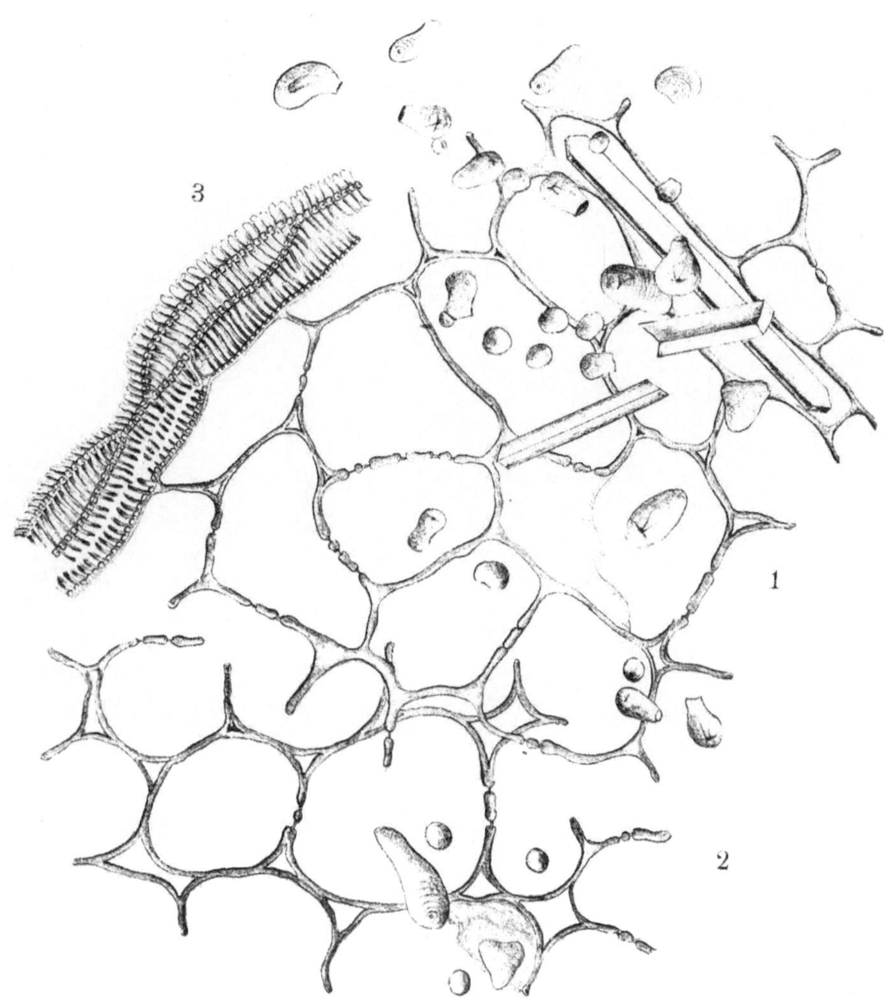

Rhizoma Iridis.

1. Grundgewebe im Längsschnitt mit Stärke   2. Querschnitt des Grundgewebes.
und einem Krystallschlauch.   3. Gefässe.

RADIX (RHIZOMA) CALAMI.

Radix (Rhizoma) Calami

(Ph. Austr. VII. & Germ. III.).

Radix Acori, Kalmus.

Die Epidermis (1) ist an den meisten Stellen erhalten, nur an den Narben ist Kork. Die äussersten Parenchymschichten sind collenchymartig, sonst bildet das Parenchym der Rinde und des Kerns ein zierliches Netzwerk, dessen Maschen Luftkanäle umschliessen. Gefässbündel mit meist deutlich centralem Siebstrang (Cambiform) sind unregelmässig zerstreut, innerhalb der Endodermis dichter gehäuft. Die Zellen der Endodermis sind von dem umgebenden Parenchym in Form und Grösse wenig verschieden. Das Parenchym enthält in allen Theilen winzige Stärkekörnchen, zahlreiche Zellen sind mit ätherischem Oel erfüllt.

Das Pulver ist grau, von eigenthümlich würzigem Geruch und Geschmack.

Die kleinen, einfachen Stärkekörner, von denen das Gesichtsfeld übersät ist, genügen zur Bestimmung des Kalmuspulvers. Man findet ferner auch in dem feinsten Pulver Parenchymfragmente, welche die eigenartig lückige Verbindung der Zellen deutlich erkennen lassen.

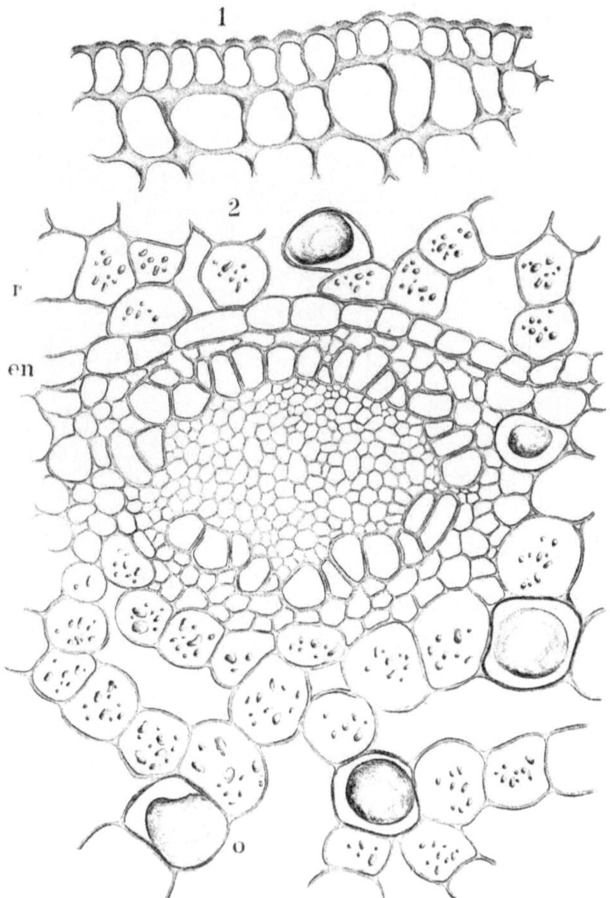

Rhizoma Calami.

1. Oberhaut im Querschnitt.
2. Querschnitt in der Gegend der Kernscheide (en);
   r Rindenparenchym,
   o Oelschläuche im Kernparenchym.

RADIX (LIGNUM) SASSAFRAS.

Radix (Lignum) Sassafras

(Ph. Austr. VII. & Germ. III.).

Sassafrasholz, Fenchelholz.

Die Markstrahlen sind 1—3 reihig, aus lang gestreckten, porösen Zellen zusammengesetzt (1). Das Libriform besteht aus schwach verdickten Fasern. In demselben sind die weiten, breit getüpfelten Gefässe zumeist radial gruppirt, von Parenchym umgeben. Hie und da, besonders in den Markstrahlen finden sich einzelne grosse Oelzellen (2 u. 3). Das Holzparenchym und das Libriform enthält reichlich Stärke (4).

Das Pulver ist hellbraun, riecht fenchelartig und schmeckt gewürzhaft.

Die ziemlich grossen Bruchkörner der zusammengesetzten Stärke (4) nebst einfachen Körnern mit der oft klaffenden Kernhöhle sind das leitende Element. Unter den farblosen Holzfragmenten sind es namentlich Stücke der Gefässwand, welche mit ihren breiten Tüpfeln (3, g) auffallen. Ferner können die grosszelligen und dicht porösen Markstrahlen (m) in jeder Schnittrichtung für charakteristisch gelten, auch wenn sie keine Oelzellen (o) aufweisen.

Das Pulver hat immer Rindenfragmente beigemischt, unter denen besonders die spindelförmigen Bastfasern charakteristisch sind (s. Tafel XCVI). Die Kork- und Rindenfragmente sind braun.

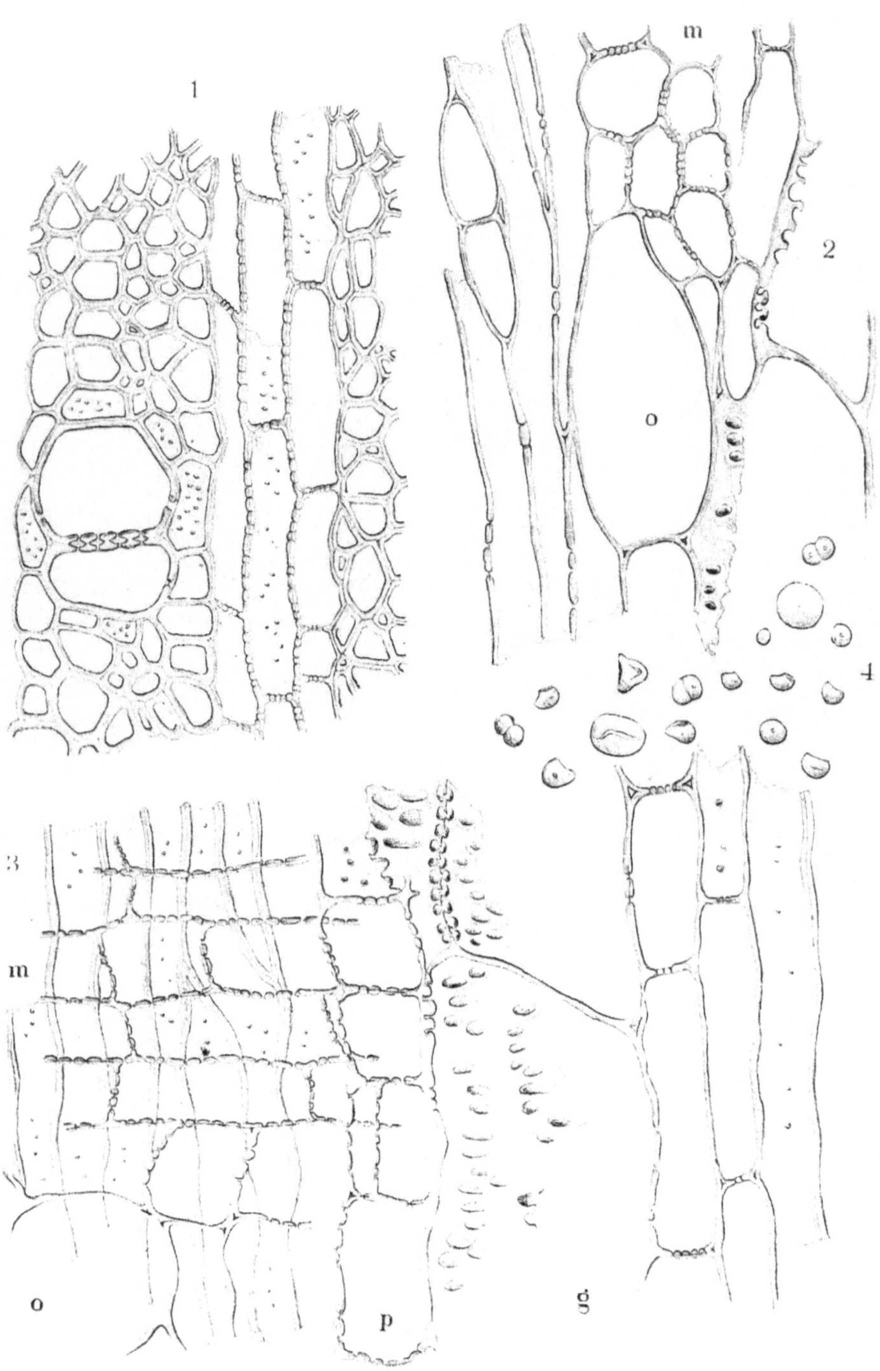

Lignum Sassafras.

1. Querschnitt.

2. Tangentialer Längsschnitt;
   m Markstrahl,
   o Oelzelle.

3. Radialer Längsschnitt;
   m Markstrahl, p Holzparenchym,
   o Oelzelle, g Gefässe.

4. Stärkekörner.

RADIX (CORTEX) SASSAFRAS.

Radix (Cortex) Sassafras.

Sassafrasrinde.

Ein zarthäutiger Kork (1) bedeckt die von grossen Oelzellen reichlich durchsetzte Mittelrinde oder ist borkebildend in den Bast eingedrungen. Dieser ist wie die ganze Rinde sehr grosszellig (3), von 1—3 reihigen Markstrahlen durchzogen und enthält in den breiten Baststrahlen vereinzelt oder zu wenigen gebündelt spindelförmige Fasern (f) mit meist nahezu vollständiger farbloser Verdickung. Das Parenchym ist vollgepfropft mit Stärke.

Die Sassafrasrinde bildet immer einen Bestandtheil des gepulverten oder geschnittenen Sassafrasholzes (s. d.).

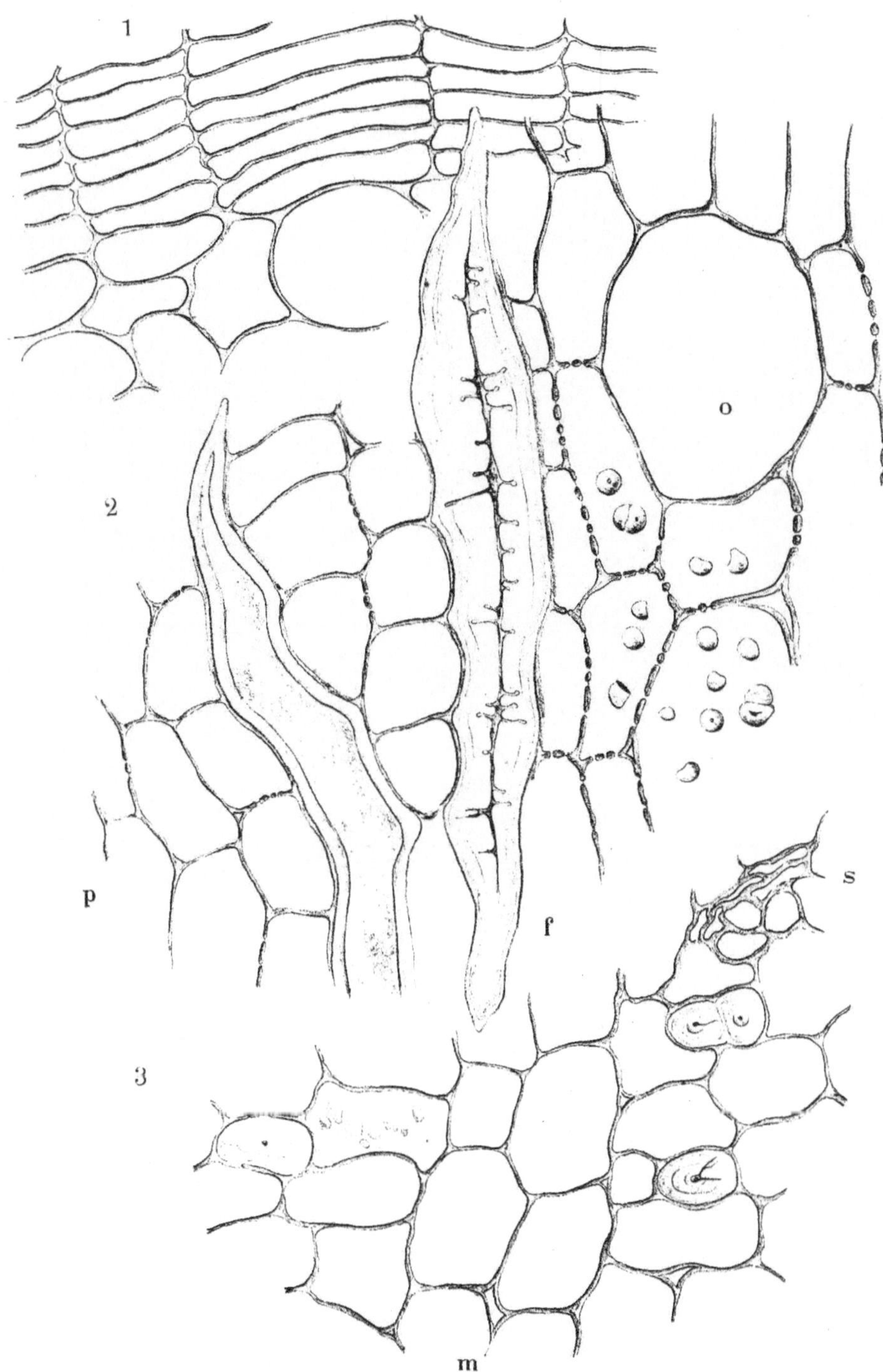

Cortex Sassafras.

1. Kork im Querschnitt.
2. Innenrinde im tangentialen Längsschnitt;
   p Rindenparenchym,
   f Bastfaser,
   o Oelzelle.

3. Innenrinde im Querschnitt;
   m Markstrahl,
   s Siebröhrenbündel.

RADIX CALUMBAE.

Radix Calumbae

(Ph. Austr. VII. & Germ. III.).

Radix Colombo, Kalumbawurzel.

Unter dem flach- und zartzelligen Kork (k) liegt das Parenchym der primären Rinde mit zerstreuten Steinzellengruppen. In der secundären Rinde fallen sehr schmale radiale Siebröhrenstränge auf; Bastfasern fehlen. Im Holzkörper sind die in spärliches Holzparenchym gebetteten Gefässgruppen an der Peripherie deutlich radial geordnet, nach innen zerstreut. Das Parenchym strotzt von Stärke. Die Steinzellen enthalten oft Oxalatkrystalle.

Das Pulver ist gelb, geruchlos, sehr bitter, den Speichel gelb färbend.

Es besteht zum weitaus überwiegenden Theile aus Stärke (a), deren Körner zumeist gross und einfach, aber auch zusammengesetzt sind. Der Kern ist oft zerklüftet. Von den Gewebsresten haben einige diagnostischen Werth: die ungleichmässig verdickten, krystallführenden Steinzellen (st) und die Gefässe (g) mit quer gestreckten Tüpfeln.

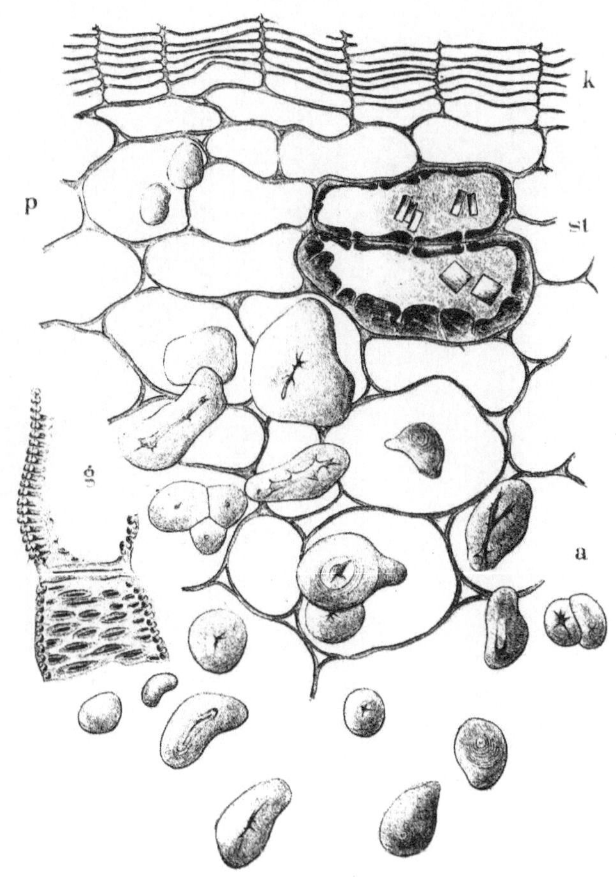

Radix Calumbae.

k Kork.   st Steinzellen.

p Rindenparenchym.   a Stärkekörner.

g Gefässe.

TAFEL XCVIII.

RADIX SENEGAE.

Radix Senegae

(Ph. Austr. VII. &° Germ. III.).

Senegawurzel.

Der Kork (k) besteht aus wenigen Reihen zarter Zellen. Die Rinde besitzt weder Bastfasern, noch Steinzellen, noch geformte Inhaltsstoffe. Die secundäre Rinde ist in ihr daran kenntlich, dass ihre Elemente (Parenchym und Siebröhren) kleiner sind und ihren cambialen Ursprung an der radialen Anordnung verrathen (b). Die Markstrahlen sind mehrreihig, treten aber wenig hervor. Man erkennt sie am Querschnitte daran, dass sie frei von Siebröhrengruppen sind. Die Rinde ist oft einseitig stärker entwickelt und bildet den charakteristischen „Kiel". Das Holz besteht aus Fasern und Tracheen, Markstrahlen fehlen in der Regel (h). Die Gefässe sind unregelmässig vertheilt. Sie sind behöft getüpfelt und kreisförmig durchbrochen (3). Das Holz ist oft ebenfalls unregelmässig entwickelt. An der dem Kiele entgegengesetzten Seite ist der cambiale Zuwachs überhaupt schwächer, und statt der Elemente des Holzes entsteht hier Parenchym.

Das Pulver ist graubraun, hat einen eigenthümlichen Geruch und schmeckt kratzend scharf.

In demselben sind alle Gewebe der Wurzel erkennbar, am leichtesten die Bruchstücke des Holzes (3). Charakteristisch ist ferner das Fehlen der Stärke und der Oxalatkrystalle.

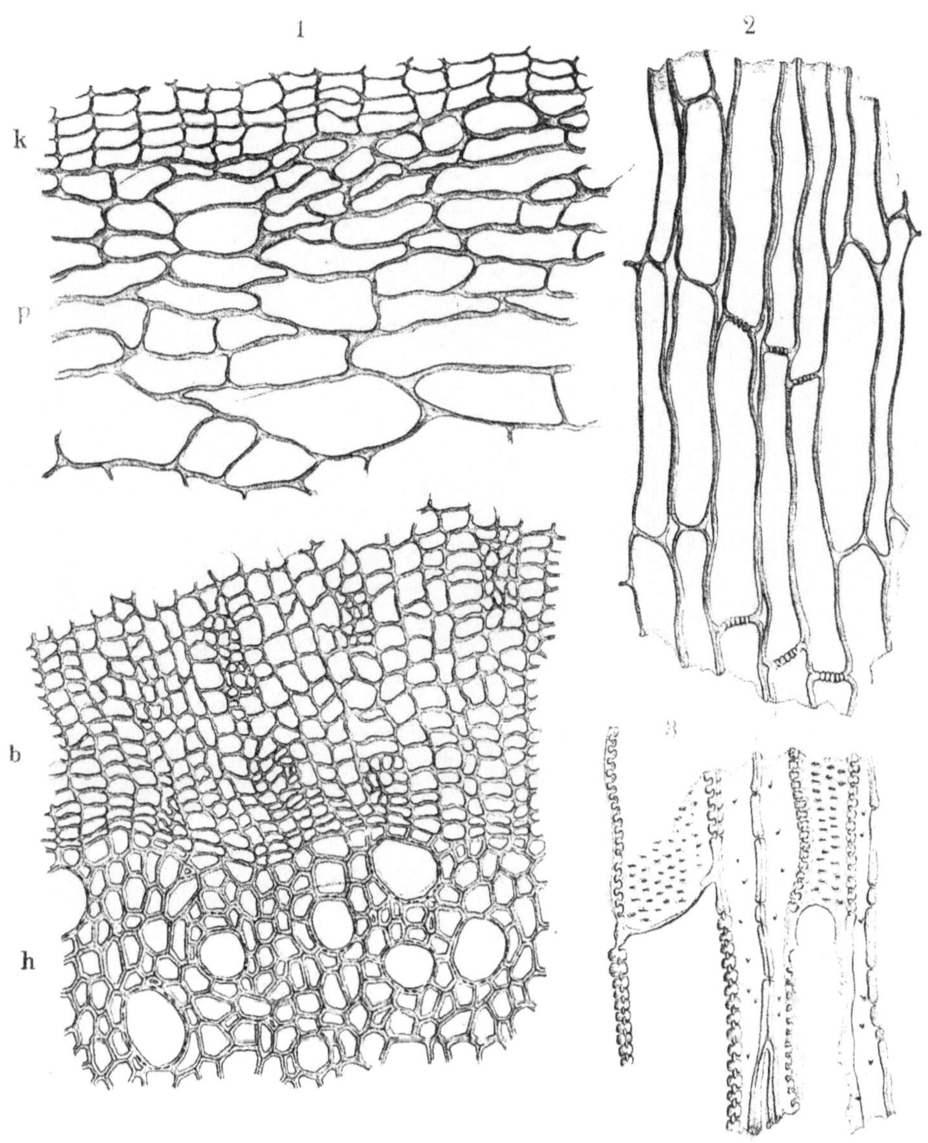

Radix Senegae.

1. Querschnitt;
   k Kork,
   p primäre Rinde,
   b secundäre Rinde mit Baststrahlen,
   h Holz.

2. Bastparenchym und Siebröhren im Längsschnitt.

3. Holzfasern und Gefässe im Längsschnitt.

RADIX RATANHIAE.

Radix Ratanhiae

(Ph. Austr. VII. & Germ. III.).

Ratanhawurzel.

Der Kork besteht aus dünnwandigen, in den älteren Lagen mit rothbrauner Masse erfüllten Zellen (k). Die Rinde ist von einreihigen Markstrahlen durchzogen, die sich nach aussen stark erweitern und allmälig in das grosszellige Parenchym der primären Rinde übergehen. In den Baststrahlen (b) sind Faserbündel unregelmässig vertheilt. Die Fasern sind breit und weitlichtig, mit eigenthümlich schmiegsamen Wänden (b). — Das Holz besitzt ebenfalls einreihige krummläufige Markstrahlen. Zum grössten Theile besteht es aus dickwandigen, faserartigen Gefässen (Tracheïden), zwischen denen einzelne weite Gefässe zerstreut sind (3). Die behöften Tüpfel sind schon auf Querschnitten erkennbar (1,h). Parenchymzellen sind einzeln eingesprengt oder tangential gereiht (1,h). Sie enthalten eine rothbraune Masse, dieselbe, welche sich auch in einzelnen Rindenzellen, in den Markstrahlen und im Korke vorfindet. Sie löst sich in Kalilauge mit braunrother Farbe und wird durch Eisensalze schwarzgrün gefällt (Gerbstoff). Das Rindenparenchym führt reichlich Stärke, in zerstreuten Schläuchen Oxalatkrystalle (2).

Das Pulver ist rothbraun, geruchlos, von stark zusammenziehendem Geschmack.

Neben braunem Detritus fallen zunächst die theils kugeligen, theils zusammengesetzten Stärkekörner auf. Schon in Wasser erkennt man leicht Bruchstücke der gelben Bastfasern (2), des weissen Holzes (3) und braunen Kork.

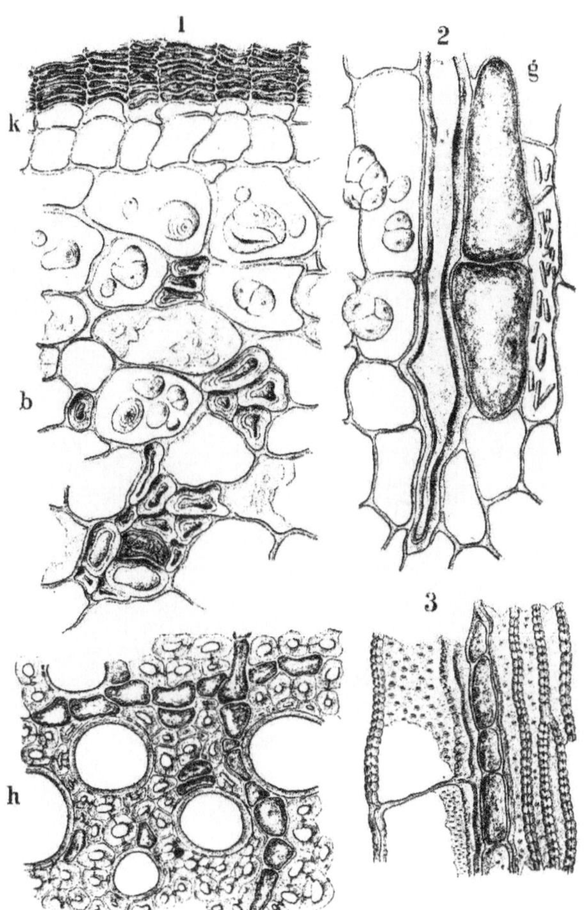

Radix Ratanhiae.

1. Querschnitt;
   k Kork,
   b Innenrinde,
   h Holz.

2. Rinde im Radialschnitt, eine Bastfaser, Bastparenchym mit Stärke, Krystall- und Sekretschläuche (g) zeigend.

3. Holz im Radialschnitt, Gefässe, Holzparenchym und Tracheiden zeigend.

RADIX (TUBER) JALAPAE.

Radix (Tuber) Jalapae

(Ph. Austr. VII. & Germ. III.).

Jalapawurzel.

Ein zartzelliger Kork bildet die äussere Bedeckung. Es folgt das grosszellige Parenchym der primären Rinde mit zerstreuten grossen Milchsaftschläuchen und zahlreichen Krystalldrusen. Das Parenchym ist dicht mit Stärke erfüllt, die grossentheils verkleistert ist. Die secundäre Rinde ist an der radialen Anordnung des Parenchyms kenntlich. Die breiten Markstrahlen sind verwischt, die zwischen ihnen liegenden schwachen Siebröhrenbündel treten wenig hervor. Sklerotische Elemente fehlen vollständig. Innerhalb des Cambiums liegen im Kreise die Gefässgruppen, umgeben von kleinzelligem Parenchym. Das übrige Gewebe des Holzes gleicht dem der Rinde und führt auch dieselben Inhaltsstoffe.

Soweit sind die Knollen normal gebaut, nur die inneren Theile sind abnorm. Innerhalb des ersten Gefässbündelkreises treten neue Cambialschichten auf, in denen die Bildung des Holzes und Bastes in scheinbar verkehrter Weise stattfindet: an der Aussenseite die Gefässe, an der Innenseite die Siebstränge mit zahlreichen Milchsaftschläuchen. Die letzteren sind wegen ihres weiten Lumens besonders auffallend und bedingen die schon mit freiem Auge sichtbare concentrische Schichtung der Knollen.

Das Pulver ist graubraun. Der Geruch erinnert an Feigenkaffee, der Geschmack ist süsslich kratzend.

Einfache und zusammengesetzte Stärkekörner mit meist klaffendem Kern und deutlicher Schichtung bilden nebst Kleisterklumpen die Hauptmasse und den einzigen charakteristischen Bestandtheil des Pulvers. Die Gefässe und der Kork sind denen der Colombo (s. Taf. XCVII) sehr ähnlich. Krystalldrusen findet man selten, weil sie zumeist zerrieben sind.

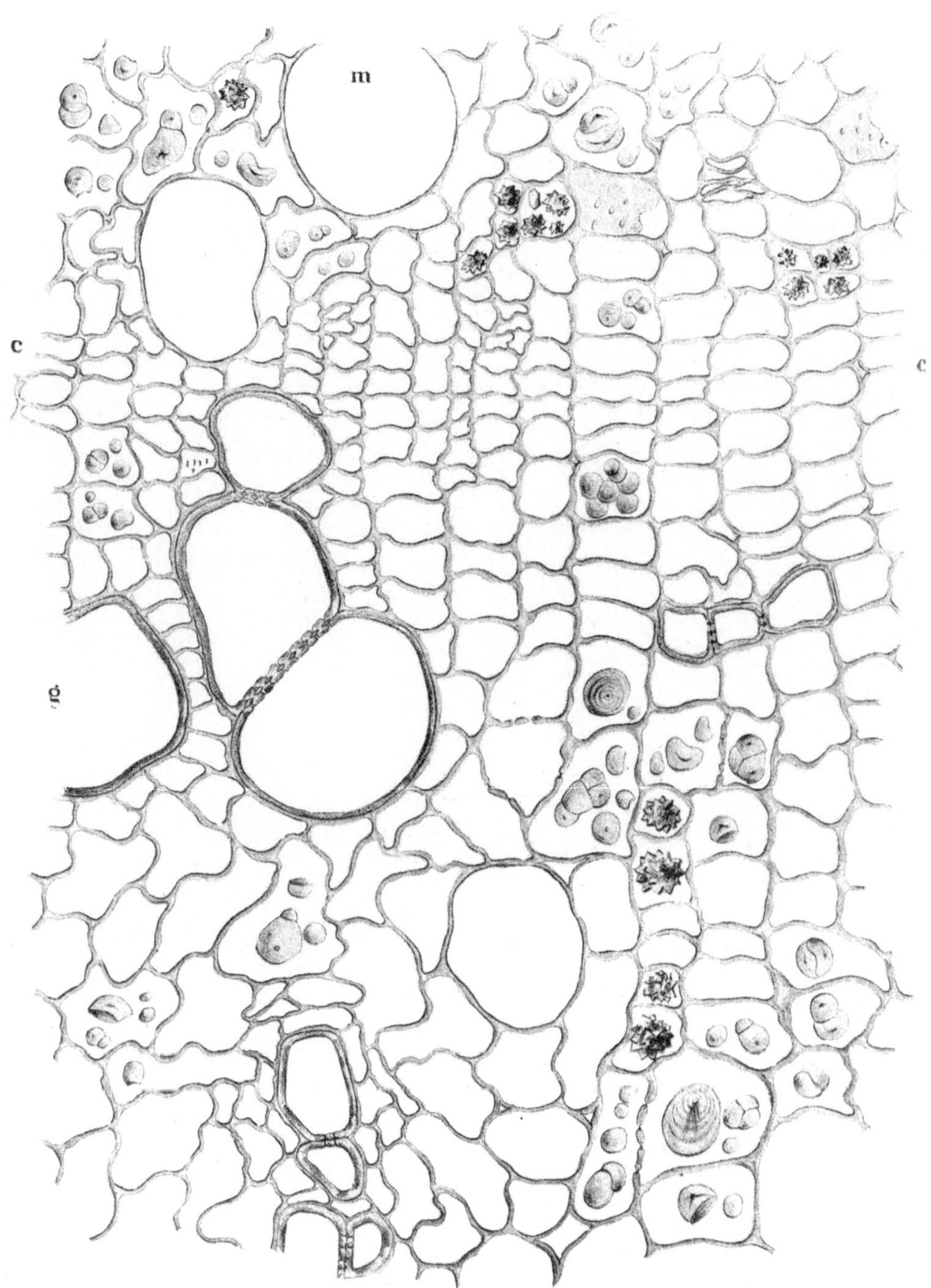

Tuber Jalapae.

Querschnitt;

c Cambium,

m Milchsaftschlauch im Phloëm,

g Gefässgruppe.

RADIX BELLADONNAE.

Radix Belladonnae

(Ph. Austr. VII.).

Tollkirschenwurzel.

Die Rinde ist von einer dünnen Lage zartzelligen Korkes bedeckt. In jungen Wurzeln ist die Rinde ein fast gleichartiges Parenchym mit kaum erkennbaren Siebsträngen. Die letzteren bilden in älterer Rinde keilförmige Gruppen, die sich von dem Grundgewebe deutlich abheben (1). Auf Längsschnitten zeigen die Siebröhren schöne Siebplatten (2, s). Bastfasern und Steinzellen fehlen. An der Innenseite des Cambiums liegen im Kreise die den Siebsträngen zugehörigen Gefässgruppen, von verholztem (mit Kali sich gelb färbendem) Parenchym umgeben, durch breite Markstrahlen von einander getrennt. Den peripheren Gefässgruppen schliessen sich in radialer Anordnung kleinere Gruppen an, und die Mitte der Wurzel wird von einem mächtigen Gefässstrang eingenommen. — Das Holz- und Rindenparenchym ist dicht mit Stärke erfüllt. Zahlreiche Zellen in allen Theilen der Wurzel enthalten Krystallsand.

Das Pulver ist gelblichgrau, fast geruchlos, erst süsslich, dann bitter.

Zahlreiche Stärkekörner bedecken das Gesichtsfeld. Sie sind grösstentheils Bruchkörner, aber auch einfache Körner und vereinzelte von ansehnlicher Grösse, mit deutlichem Kern, aber meist unkenntlicher Schichtung. Die charakteristischen Krystallsandschläuche sind selten im feinen Pulver aufzufinden. Reichlich finden sich Bruchstücke der Gefässe mit mehr oder weniger quer gestreckten, behöften Tüpfeln (3).

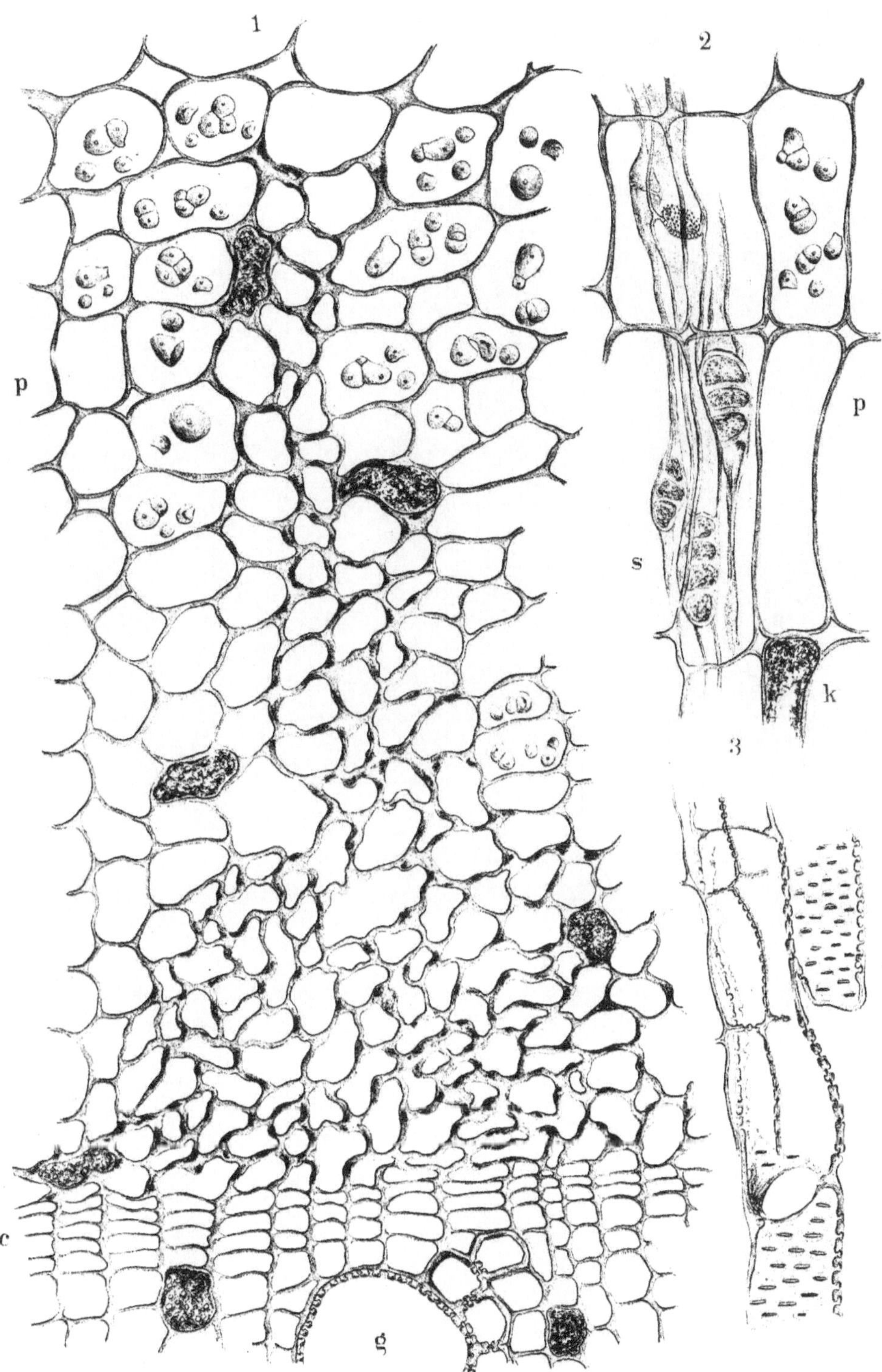

Radix Belladonnae.

1. Querschnitt;
   p Rindenparenchym mit Stärke und
   Krystallsand,
   c Cambium mit einem keilförmigen
   Siebstrang,
   g Holztheil.

2. Radialer Längsschnitt der Rinde;
   p Rindenparenchym,
   k Krystallsand,
   s Siebröhren.

3. Holzparenchym und Gefässe im tangentialen
   Längsschnitt.

TAFEL CII.

RADIX GENTIANAE.

Radix Gentianae

(Ph. Austr. VII. & Germ. III.).

Enzianwurzel.

Eine dünne Korklage (1,k) aus zarten Zellen bedeckt die in ihrem äusseren Theile schwach collenchymatische Rinde (p). Bastfasern sowie andere sclerotische Elemente fehlen. Markstrahlen sind weder in der Rinde noch im Holze ausgebildet. In dem gleichartigen, lückigen Grundparenchym ist die Cambialzone (c) deutlich erkennbar. Die secundäre Rinde (b) ist durch die radiale Anordnung der Zellen und durch kleine Siebstränge, das Holz (h) durch radiale Gefässgruppen ausgezeichnet. Stärke fehlt.

Das Pulver ist bräunlichgelb, riecht schwach und schmeckt sehr bitter.

Keine Gewebeform des Enzian ist charakteristisch, und da auch geformte Inhaltsstoffe fehlen, *) bietet das Pulver der Bestimmung einige Schwierigkeit. Um so leichter sind fremdartige Beimengungen nachzuweisen. Einigermaassen charakteristisch sind die Gefässe mit ihrer theils netzartigen, theils spiraligen Verdickung (3) und kreisförmig durchbrochener Querwand, ferner das Bast- und Holz-Parenchym, weil es auch an Längsschnitten (2) an der gleichmässigen Grösse und palissadenförmigen Anordnung den cambialen Ursprung verräth.

---

*) Winzige gelbe Krystalle (Prismen) kommen mitunter vor.

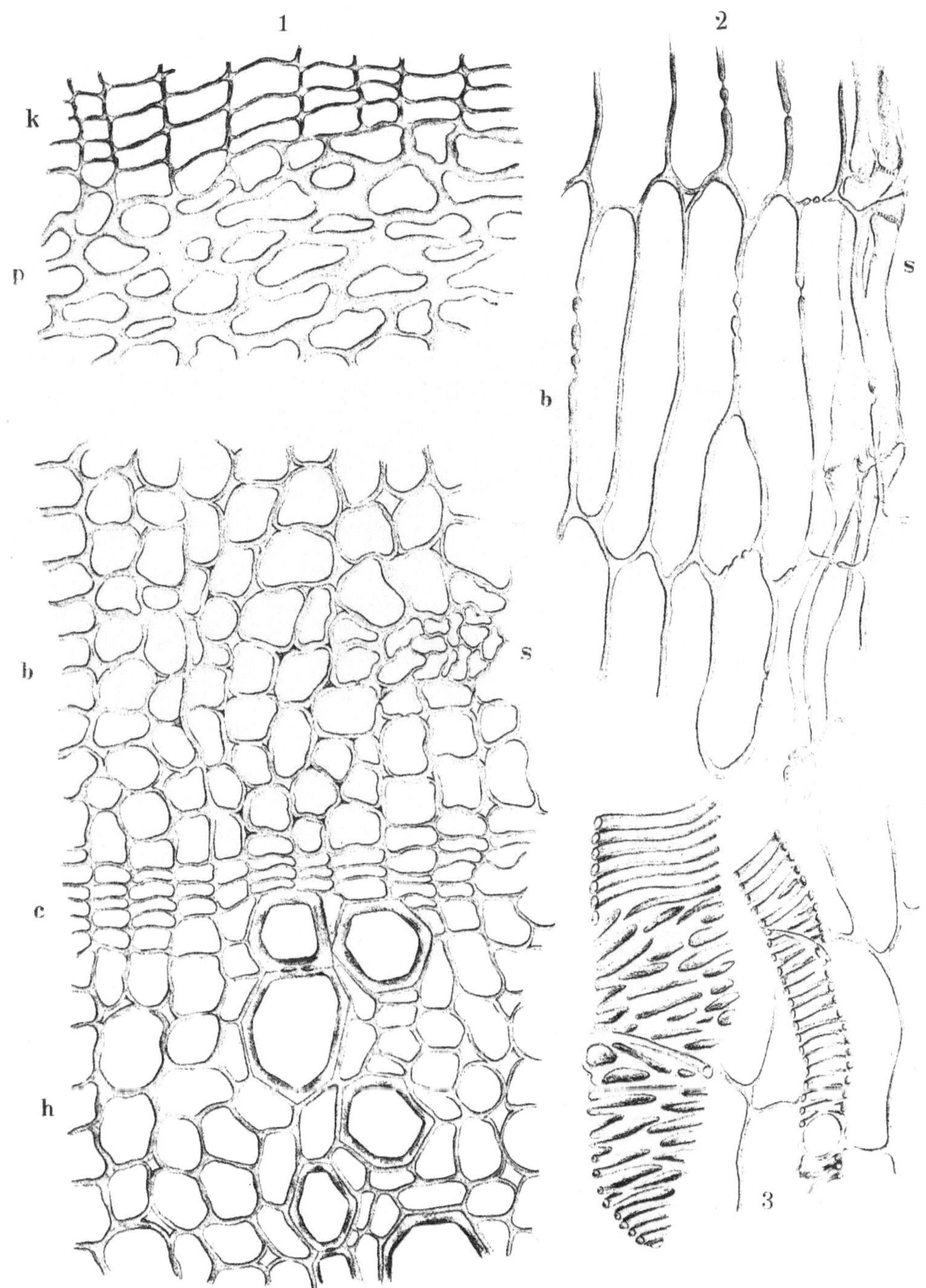

Radix Gentianae.

1. Querschnitt;
   k Kork,
   p primäre collenchymatische Rinde,
   b secundäre Rinde mit einem Siebstrang s,
   c Cambium,
   h Holztheil.

2. Tangentialer Längsschnitt der Rinde;
   b Bastparenchym,
   s Siebröhren.

3. Holzparenchym und Gefässe.

RADIX IPECACUANHAE.

Radix Ipecacuanhae

(Ph. Austr. VII. & Germ. III.).

Brechwurzel.

Der Kork ist zartzellig, in den äusseren Lagen zusammengedrückt und braun. Er bildet eine dünne Schicht. Die Rinde ist ein lückiges Parenchym aus dünnwandigen, in keiner Richtung besonders gestreckten Zellen; bloss in den innersten Schichten ist eine radiale Anordnung der hier axial gestreckten und engeren Elemente (Parenchym und Siebstränge) angedeutet. Das Parenchym ist mit Stärke erfüllt, zerstreute Zellen enthalten Oxalatraphiden. Es fehlen Bastfasern und Steinzellen. Das Holz zeigt deutlich strahligen Bau, obwohl die Markstrahlen sich nicht deutlich verfolgen lassen. Es besteht aus Gefässen und Parenchymfasern, die einander sehr ähnlich, aber auch an Querschnitten daran zu unterscheiden sind, dass die Ersatzfasern Stärke führen. Auf Längsschnitten zeigen die Ersatzfasern spärliche Poren (3), während die Gefässe dicht mit kleinen behöften Tüpfeln besetzt sind und durch kreisrunde Löcher mit einander in Verbindung stehen.

Das Pulver ist grauweiss, fast geruchlos, schwach bitter.

Es besteht grösstentheils aus kleinen zusammengesetzten Stärkekörnern, unter denen Vierlinge mit ungleich grossen Theilkörnern auffallend häufig sind. Ab und zu stösst man auf Krystallnadeln. Die braunen Korkschüppchen (k) und das farblose Rindenparenchym (p) sind reichlich vorhanden. Charakteristischer sind Bruchstücke des Holzes wegen der ungewöhnlichen Kleinheit der Elemente (3). Sie finden sich auch dann im Pulver, wenn vorschriftsmässig das Holz beseitigt wurde.

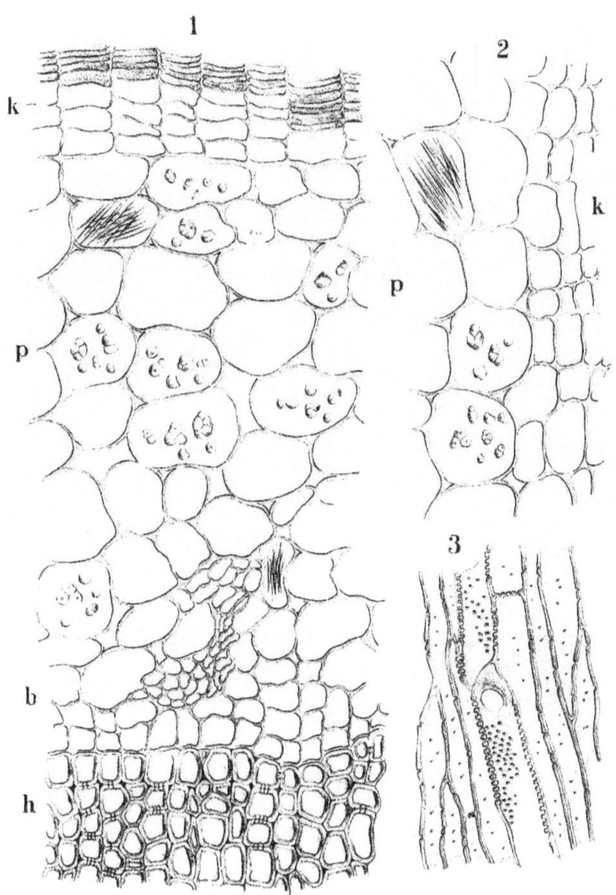

Radix Ipecacuanhae.

1. Querschnitt;
  k Kork,
  p Mittelrinde,
  b Innenrinde mit einem Siebstrang,
  h Holz.

2. Rinde im Längsschnitt;
  k und p wie in Fig. 1.
3. Holz im Längsschnitt.

RADIX PYRETHRI ROMANI.

Radix Pyrethri romani

(Ph. Austr. VII.).

Bertramwurzel, Speichelwurzel.

Der äusserst zartzellige Kork ist stellenweise stark sklerosirt (1). Im dünnwandigen Parenchym des Grundgewebes, also in der primären Rinde (p) und in den Markstrahlen (m) der Rinde und des Holzes liegen ansehnliche Balsamräume. In der Innenrinde (b) bilden die Siebröhren keilförmige Stränge. Bastfasern und Steinzellen (ausser im Korke) fehlen. Das Holzparenchym (h) ist wie das der secundären Rinde radial geordnet und nicht verholzt. Enge Netzgefässe (3) bilden radiale Gruppen. Das Parenchym enthält Inulin, keine Stärke.

Das Pulver ist hellbraun, riecht eigenthümlich widerlich und schmeckt brennend scharf, speichelziehend.

Es besteht zum grossen Theile aus Inulin, welches in unregelmässig kantigen, farblosen Körnern auch noch in Wasserpräparaten sichtbar ist, aber beim Erwärmen des Präparates verschwindet. Ein ausgezeichnetes Kennzeichen besitzt die Bertramwurzel in ihrem Steinkork (2). Man findet im Pulver die gelben Steinzellen oft noch im Zusammenhange; isolirt sind sie freilich von sklerotischem Parenchym nicht zu unterscheiden. Das übrige Gewebe bietet in zertrümmertem Zustande keine charakteristische Eigenthümlichkeit, doch ist das reichliche Vorkommen von Netzgefässen (3) beachtenswerth.

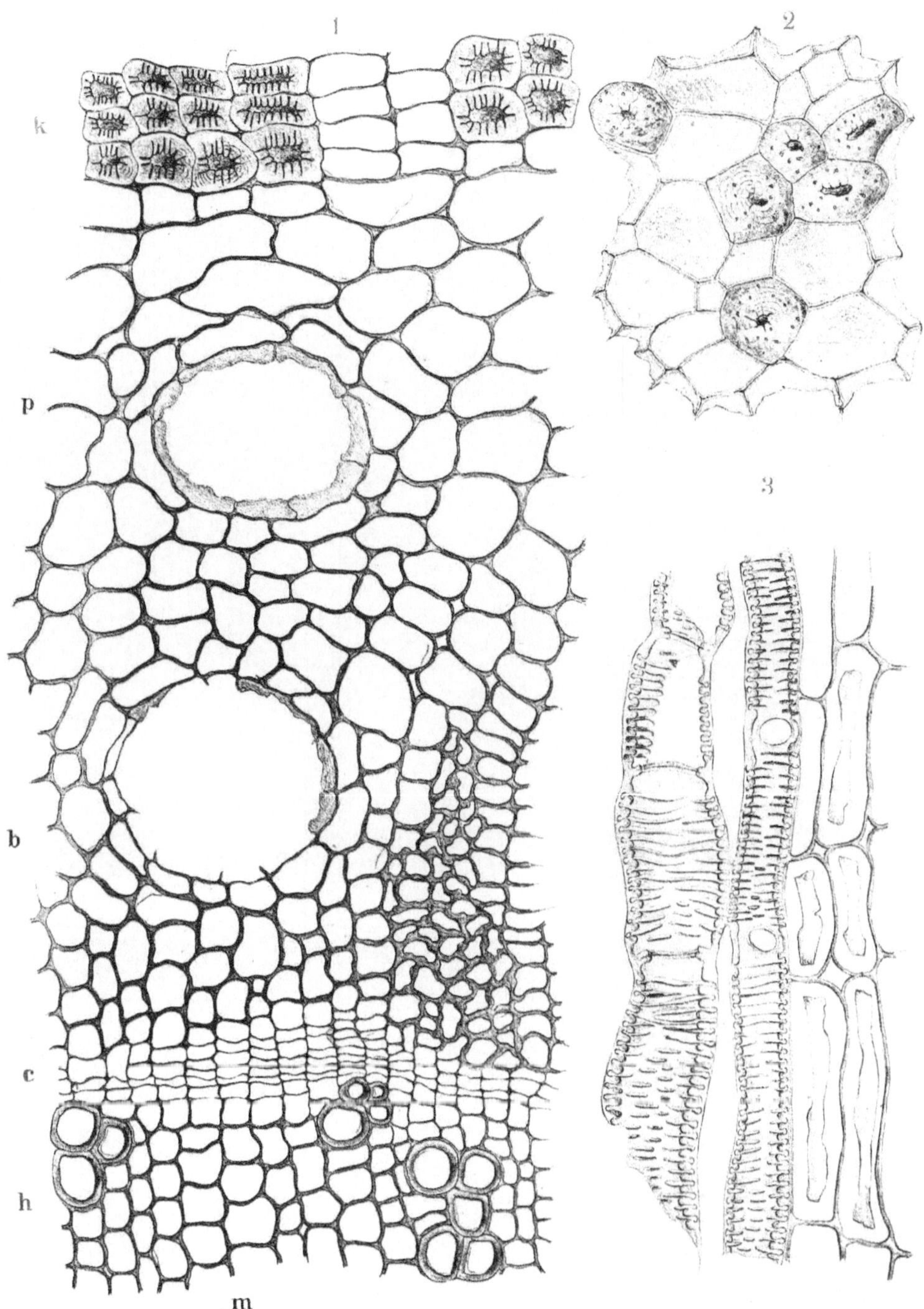

Radix Pyrethri romani.

1. Querschnitt;
   k Steinkork,
   p Mittelrinde,
   b Innenrinde, rechts ein Siebstrang,
   c Cambium,

h Holztheil,
m Markstrahl, in dessen Verlängerung die
   Balsamgänge in der Rinde liegen.
2. Kork in der Flächenansicht.
3. Gefässe und Holzparenchym mit Inulin.

RADIX RHEI.

Radix Rhei

(Ph. Austr. VII. & Germ. III.).

Rhabarber.

Das Gewebe der Rhabarber ist zum grössten Theil ein grosszelliges, ungewöhnlich zartwandiges Parenchym, von mehrreihigen Markstrahlen durchzogen. In demselben sind sparsam Gruppen von Netzgefässen und Siebsträngen vertheilt. Die europäische und dünne Stücke der chinesischen Rhabarber sind regelmässig gebaut, d. h. Holz und Rinde sind strahlig und durch ein ringförmiges Cambium von einander getrennt. In den dicken Rhizomstücken der chinesischen Rhabarber ist die Rinde oft vollständig abgeschält und es tritt an allen Schnittflächen der netzig gezeichnete Holzkörper zu Tage. In diesem verlaufen die braunen Markstrahlen (m) sehr unregelmässig und bilden oft sternförmige Figuren („Masern"). Der Querschnitt durch eine solche Maser zeigt innerhalb eines cambialen Kreises das Phloem mit Siebsträngen (s), ausserhalb desselben das Xylem mit Gefässgruppen (g). Ausser den Gefässen gibt es keinerlei sklerotische oder verholzte Elemente. — Das Parenchym ist mit kleinkörniger Stärke erfüllt. Zahlreiche Zellen enthalten grosse Krystalldrusen von Kalkoxalat. Die Markstrahlen und in geringer Menge das angrenzende Parenchym führen eine braune Masse, welche theilweise schon im Wasser sich löst und mit Eisensalzen blaue Fällungen gibt. In Kalilauge löst sie sich mit blutrother Farbe.

Das Pulver ist ockergelb, riecht eigenthümlich, knirscht zwischen den Zähnen und schmeckt herbe bitterlich, den Speichel gelb färbend.

In dem gelben Detritus liegen zahlreiche Stärkekörner und Krystalldrusen. Die Stärkekörner sind durchweg klein, theils kugelig, theils zusammengesetzt, meist Zwillinge oder Drillinge. Unter den Gewebstrümmern sind nur die Gefässe wegen ihrer weitmaschig netzigen Verdickung einigermassen charakteristisch.

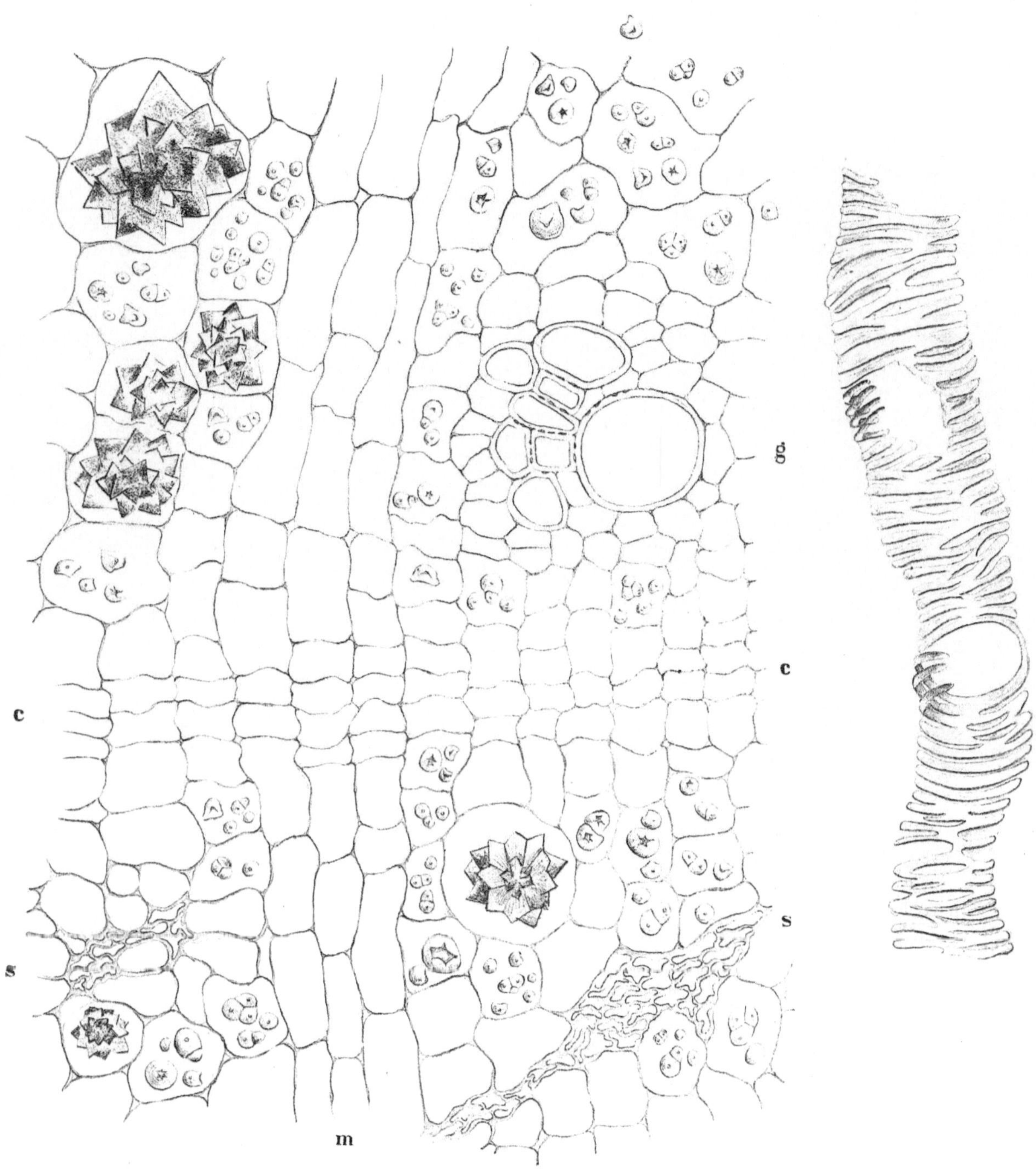

Radix Rhei.

Querschnitt in der cambialen Gegend einer „Maser";

c Cambium,

m Markstrahl (ohne Inhalt gezeichnet),

s Siebstränge,

g Gefässgruppe im Holztheil, rechts ein isolirtes Gefäss in der Längsansicht.

RADIX (TUBER) ACONITI.

Radix (Tuber) Aconiti

(Ph. Austr. VII.)

Sturmhutwurzel.

Die Oberhaut ist nur an der Knollenspitze und an den Nebenwurzeln erhalten, an den übrigen Theilen bildet braunes Parenchym (Metaderm), ein Theil der primären Rinde, die äussere Bedeckung (2). Aconit gehört zu den seltenen Dicotylenwurzeln, welche ihre Endodermis trotz des Dickenwachsthums behalten. Sie findet sich als eine einfache Lage quergestreckter, brauner, dünnwandiger Zellen (3, e) nahe dem Rande, die dünne primäre von der viel mächtigeren secundären Rinde trennend. Das Parenchym der primären Rinde ist tangential gestreckt, die Zellmembranen sind porös, quellbar (3 u. 5). In demselben liegen braune Steinzellen (4) zerstreut. Das Parenchym innerhalb der Endodermis hat zunächst denselben Charakter wie die primäre Rinde, enthält auch Steinzellen, die aber farblos sind (6). Nach innen zu werden die Zellen kleiner, rundlichpolygonal und radial gereiht. Die Siebstränge liegen in diesem Gewebe concentrisch und sind auf Querschnitten als Gruppen kleiner Zellen leicht erkennbar. Der Holzkörper besteht grossentheils aus lückigem Parenchym (7). Er ist sternförmig. In der Spitze eines jeden Strahles liegt eine Gefässgruppe, eine kleinere in jeder Bucht, und das Cambium verbindet die Gefässgruppen. — Das Parenchym enthält reichlich Stärke.

Das Pulver ist gelblichbraun, fast geruchlos, brennend scharf schmeckend.

Es besteht vorwiegend aus Stärke, deren Körner klein und zusammengesetzt sind. Beseitigt man sie durch Kalilauge, so findet man alle Gewebe in gut erkennbarem Zustande. Vor allem die Steinzellen (4 und 6) und Gefässe (8) mit netziger und spiraliger Verdickung und mit behöften Tüpfeln. Besonders charakteristisch sind die Querschnittsfragmente aus der Gegend der Endodermis (3).

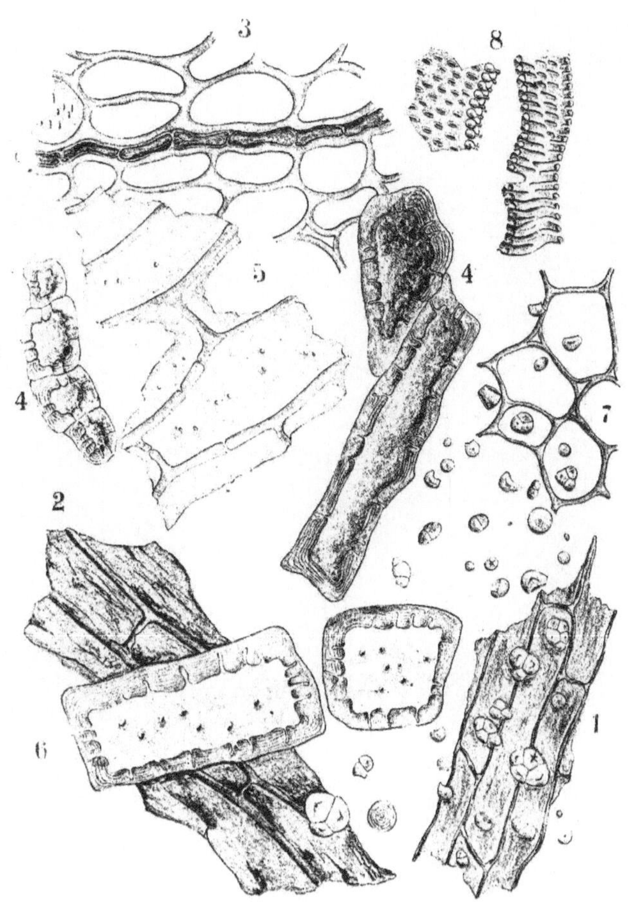

Tuber Aconiti.

1. Rindenparenchym.
2. Dasselbe, den Kork vertretend.
3. Querschnitt in der Gegend der Endodermis e.
4. Steinzellengruppe der primären Rinde.

5. Parenchym ⎫ innerhalb der Endodermis.
6. Steinzellen ⎰
7. Holzparenchym mit Stärke.
8. Gefässfragmente.

TAFEL CVII.

RADIX (RHIZOMA) VALERIANAE.

Radix (Rhizoma) Valerianae

(Ph. Austr. VII. & Germ. III.).

Baldrianwurzel.

Die Nebenwurzeln besitzen eine Epidermis mit Papillen (2 und 3), der Wurzelstock ist mit grosszelligem Kork (1) bedeckt. Unter der Oberhaut liegt eine Schicht grosser, stärkefreier Zellen (Hypodermis, 2) während das lückige Parenchym des Grundgewebes Stärke enthält. Die primäre Rinde ist durch eine kleinzellige, ebenfalls stärkefreie Endodermis scharf abgegrenzt von den centralen Gefässsträngen, welche strahlenförmig um das weite Mark angeordnet sind. Die Gefässbündel haben einen starken Siebtheil ohne Bastfasern.

Das Pulver ist graubraun, hat einen starken eigenthümlichen Geruch und schmeckt süsslich gewürzhaft.

Es besteht grossentheils aus Stärke, deren Körner klein, kugelig oder zusammengesetzt sind. Die Gewebe bieten sehr wenig charakteristische Bruchstücke mit Ausnahme der Oberhaut (3). Die Gefässe sind sehr enge, netzförmig verdickt oder behöft getüpfelt, mitunter leiterförmig durchbrochen (5).

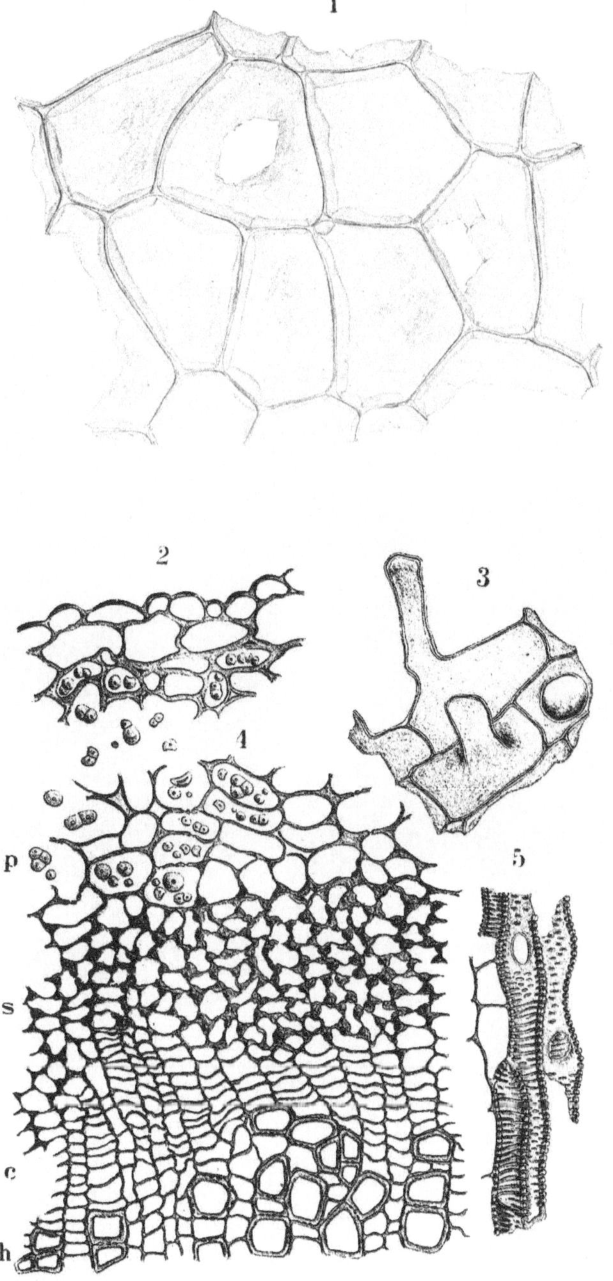

Radix Valerianae.

1. Kork in der Flächenansicht.
2. Nebenwurzel im Querschnitt.
3. Oberhaut der Nebenwurzel in der Flächenansicht.
4. Wurzelstock im Querschnitt;
   p Mittelrinde mit Stärke, s Siebtheil der Rinde,
   c Cambium, h Holztheil.
5. Gefässe im Längsschnitt.

RADIX ANGELICAE.

Radix Angelicae

(Ph. Austr. VII. & Germ. III.).

Radix Archangelicae, Engelwurz.

Der Kork ist dünn und zartzellig (1, k). In dem lückigen Parenchym der Mittelrinde ein Kreis von Balsamgängen (p). Ebensolche, nur kleinere und nach innen zu allmälig kleiner werdende Balsamgänge befinden sich in den Baststrahlen, sind also radial angeordnet. In der Umgebung der Balsamgänge ist das Gewebe etwas stärker verdickt, und hier ziehen sparsame Siebstränge zwischen Parenchymfasern. Knapp innerhalb des Cambiums (c) beginnen die Gefässgruppen, welche in radialer Richtung sich in den Nebenwurzeln bis zum centralen Gefässstrang fortsetzen. Der Wurzelkopf besitzt ein grosszelliges Mark mit Balsamgängen. Das Gewebe des Holzkörpers ist dem der Innenrinde ähnlich. — Das Parenchym aller Theile ist mit ungemein feinkörniger Stärke erfüllt, die Balsamgänge enthalten gelbes Secret.

Das Pulver ist graubraun, hat einen starken, eigenartig gewürzhaften Geruch und Geschmack.

Die winzigen Stärkekörner (2) sind von ebenso grossen Balsamtröpfchen in Wasser nicht zu unterscheiden. In Jodlösung färben sich jene blau, diese gelb oder braun. Krystalle, Bastfasern, Steinzellen, charakteristische Zellformen überhaupt fehlen, doch entbehren die Gewebeformen nicht gewisser Eigenthümlichkeiten. Die Präparate werden zweckmässig in Kalilauge erwärmt und gequetscht. Man findet dann leicht den gelben Kork (k), das rundzellige Parenchym der Mittelrinde (p), die Faserzellen der Innenrinde (2) und des Holzes, Netzgefässe (3).

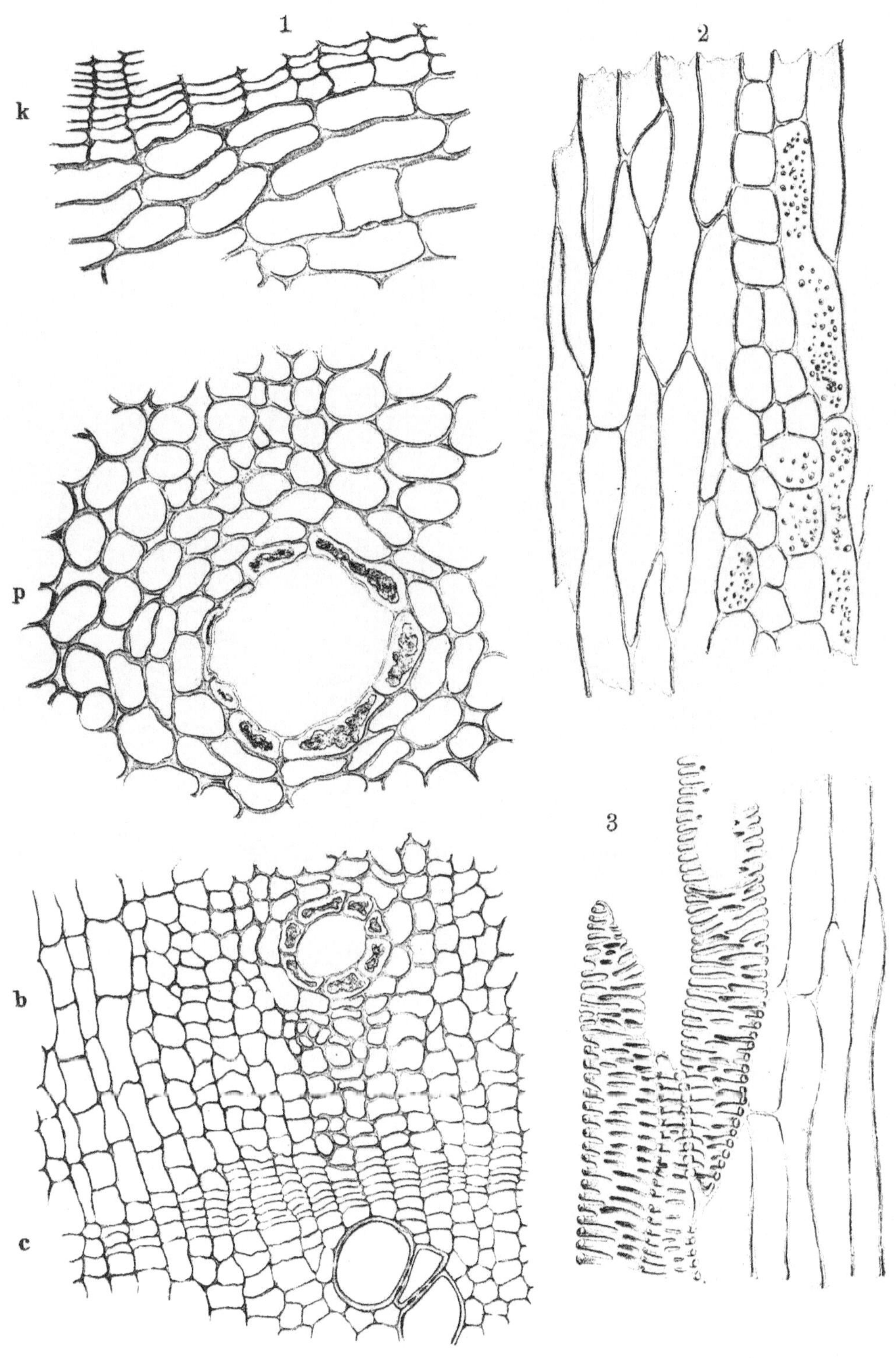

Radix Angelicae.

1. Querschnitt;
   k Kork mit Parenchym,
   p Mittelrinde mit einem Balsamgang,

b Innenrinde mit Markstrahl, Balsamgang und Siebstrang,
c Cambium.

2. Rindenparenchym und Markstrahl mit Stärke im tangentialen Längsschnitt.

3. Holzparenchym und Gefässe im Längsschnitt.

RADIX LIQUIRITIAE.

Radix Liquiritiae

(Ph. Austr. VII. & Germ. III.).

Radix Glycyrrhizae, Süssholz.

Das spanische Süssholz besitzt eine ziemlich breite Korkschicht (1), im mundirten (russischen) Süssholz ist dieselbe sammt einem Theile der Rinde abgeschält. Die Mittelrinde besteht aus wenigen Zellenreihen, bald folgen die primären Bastfaserbündel. Die Innenrinde ist sehr breit, von mehrreihigen, nach aussen sich stark verbreiternden Markstrahlen durchzogen. Die in Folge dessen keilförmigen Baststrahlen bestehen hauptsächlich aus obliterirten Siebsträngen („Hornprosenchym"), nur die dem Cambium zunächst liegenden (jüngsten) Siebröhren sind offen (2). Bündel stark verdickter Bastfasern sind konzentrisch angeordnet. Das Bastparenchym ist deutlich radial geordnet. Das Holz ist ebenso wie der Bast konzentrisch geschichtet und von breiten Markstrahlen durchzogen. Die Holzfasern sind den Bastfasern ähnlich, ihre verholzte Primärmembran hebt sich als gelber Saum deutlich von der farblosen Verdickungsschicht ab (1 u. 2). Die Bündel sind von Krystallkammerfasern begleitet (4 u. 5). Die mit den Faserbündeln abwechselnden, theilweise auch von ihnen eingeschlossenen Gefässe sind am Querschnitte meist kreisrund; ihre gelbe Wand ist netzig verdickt oder behöft-getüpfelt. — Das Holz- und Rindenparenchym enthält kleinkörnige Stärke (4) in einer formlosen gelben, wasserlöslichen Masse.

Das Pulver ist hellgelb, fast geruchlos, süss.

Mit Ausnahme der gelben Gefässfragmente (5) erscheint der Detritus unter Wasser farblos. Man findet in demselben leicht die kleinen einfachen Stärkekörner (4) und Krystalle, obwohl beide nicht gerade reichlich vorhanden sind. Charakteristisch sind ferner die vielen schlanken Fasern und für das spanische Süssholz vereinzelte Korkschüppchen (3).

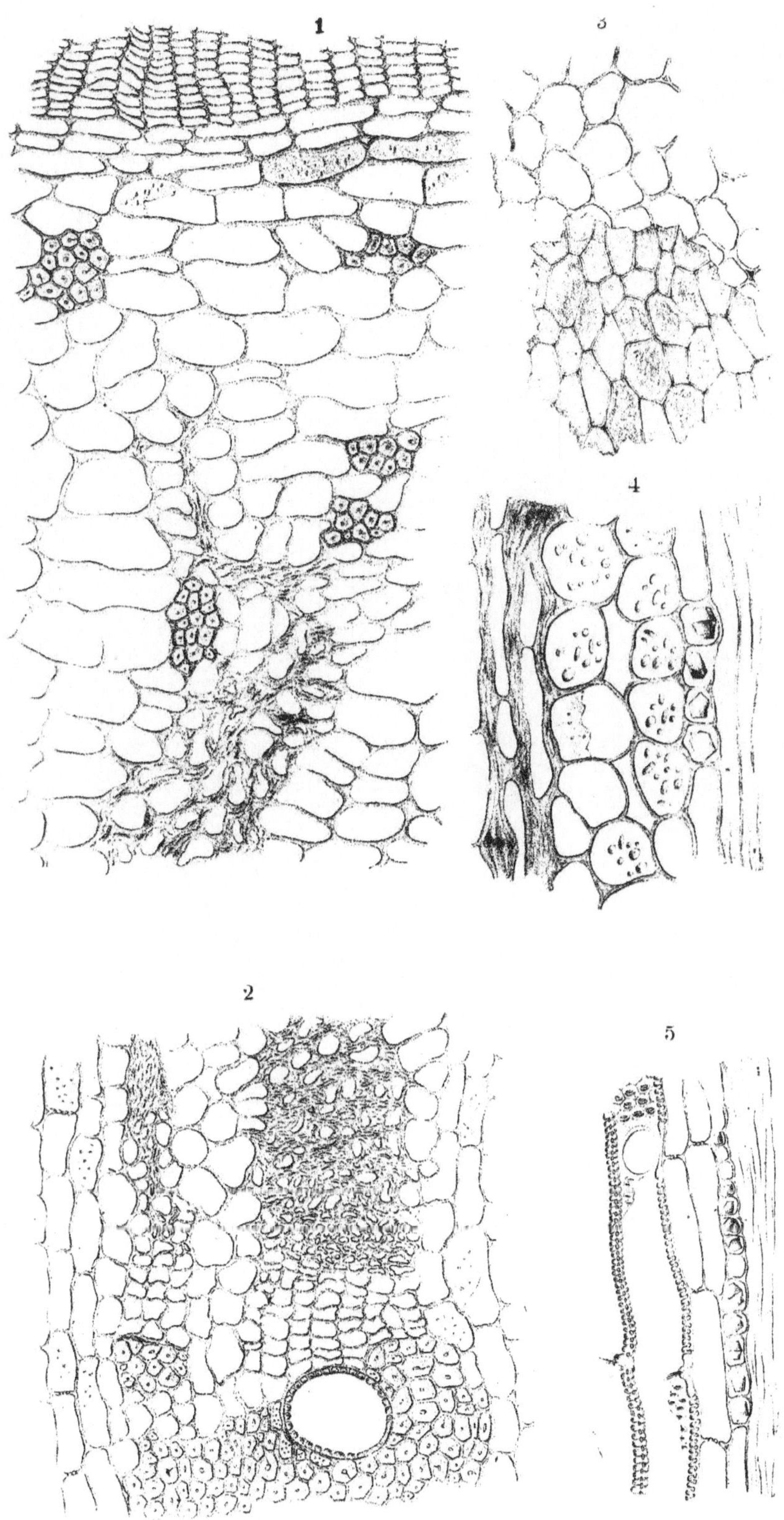

Radix Liquiritiae.

1. Peripherer,
2. an das Holz grenzender Theil der Rinde im Querschnitt.
3. Kork u. Rindenparenchym i. d. Flächenansicht.

4. Innenrinde (Siebröhren, Rindenparenchym und Bastfasern) im Längsschnitt.
5. Gefässe, Holzparenchym und Holzfasern im Längsschnitt.

GALLAE.

Gallae

(Ph. Austr. VII. & Germ. III.).

Gallae turcicae, Gallae levanticae, Galläpfel.

Der zartzellige Kork (3) ist an vielen Stellen abgeschülfert. Das Gewebe ist ein grosszelliges, lückiges Parenchym, in den äussersten Schichten theilweise schwach sklerosirt (1), nach innen zu radial gestreckt und zu innerst stark sklerosirt, sodass die Höhle (Innengalle) von einer Steinschale umgeben erscheint. An der Peripherie ziehen dünne Gefässbündel. Dieses Parenchym ist von farblosen Schollen (Gallusgerbsäure) erfüllt, viele Zellen enthalten Kalkoxalatkrystalle, gut ausgebildet in der Umgebung der Steinschicht, sonst in Drusen. Die Innengalle ist mit einem (z. Th. aufgezehrten) stärkereichen Parenchym erfüllt. Einzelne braune Zellen enthalten kugelige und strahlige Gebilde (2, p).

Das Pulver ist graulichgelb, geruchlos, von sehr stark zusammenziehendem Geschmack.

In Wasser besehen, besteht es grösstentheils aus farblosen, kantigen, scholligen Massen, die sich sehr langsam lösen. Daneben finden sich kleine, zumeist einfache Stärkekörner, farblose Steinzellen in verschiedenen Graden der Verdickung, zartzelliges und collenchymartig verdicktes Parenchym, selten Krystalle, dünne Netz- und Spiralgefässe, endlich braune Zellen.

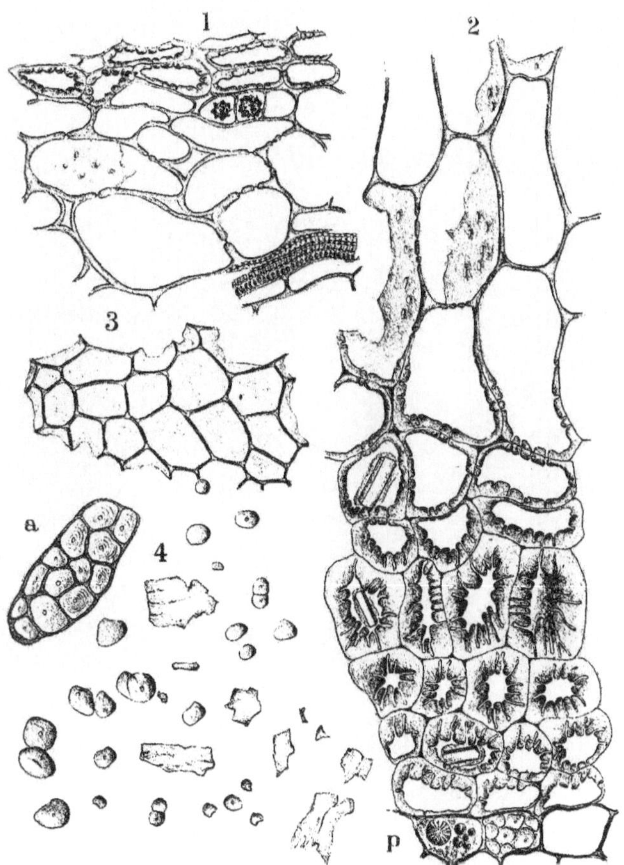

Gallae.

1. Querschnitt am äussersten Rande.
2. Querschnitt an der Grenze der Innengalle p.
3. Kork in der Flächenansicht.
4. Stärkekörner und Gerbstoffmassen;
   a mit Stärke erfüllte Zelle.

REGISTER.

Berichtigung.

In der Figuren-Erklärung der Tafel XL. (Flores Pyrethri) ist zu ergänzen:

14. Gewebe des Fruchtknotens.